Gerd Heinen

# Bei Tim wird alles anders

Mit freundlicher Unterstützung von sanofi~synthelabo

CIP-Kurztitelaufnahme der Deutschen Bibliothek
**Heinen, Gerd:**
Bei Tim wird alles anders.
Mit Bildern von Michael Fink.
Berlin: Verlag einfälle, 1996
3. Auflage 2001, Verlag einfälle
ISBN 3-9805386-5-6

Satz: Helge Dieck
Lektorat, Layout und Gestaltung des Innenteils: Gerhard Krusat
Umschlaggestaltung: Silke Kirschning
Druck: Joachim Schwarz, Berlin

Gerd Heinen

# Bei Tim wird alles anders

Mit Bildern von Michael Fink

Für die großen und kleinen Menschen mit Epilepsie,
die ich kennen gelernt habe

# Vorwort zur 3. Auflage

Es war vor sechs Jahren. Da hatte ich – wie ihr jetzt – zum ersten Mal dieses Kinderbuch in der Hand. Es war zum ersten „Tag der Epilepsie“ gerade noch rechtzeitig erschienen.

Das Motto dieses Tages war: „Epilepsie braucht Offenheit“. Dieses Motto war gewählt worden, weil die Vorurteile dieser Krankheit gegenüber für die Betroffenen oftmals schlimmer sind als die Krankheit selbst.

Bei meiner Arbeit als Psychotherapeut haben mir Kinder und Eltern Begebenheiten aus ihrem Leben mit einer Epilepsie erzählt. In dieser Geschichte erlebt Tim einiges von dem, was mir berichtet wurde.

Oft habe ich mit meinen Patientinnen und Patienten, ihren Eltern und den Mitarbeitern aus der Selbsthilfe überlegt, dass viele dieser Begebenheiten nicht passieren würden, wenn sich die Mitmenschen besser mit Epilepsie auskennen würden. Tims Erlebnisse kommen also auch deshalb zustande, weil seine Mitmenschen wenig Ahnung von seiner Krankheit haben. Dazu gehören seine Lehrerin, sogar einige Ärztinnen und Ärzte, natürlich auch seine Mitschüler und nicht zuletzt seine Eltern. Sie sind unsicher, haben Angst vor den Anfällen und deshalb auch irgendwie Angst vor Tim. Er bekommt dadurch das Gefühl, dass plötzlich alles anders ist.

Alle müssen lernen, mit seiner merkwürdigen Krankheit umzugehen. Susanne, die „Spezialistenärztin“, hilft dabei. Ihr werdet sehen, wie´s ausgeht.

Unser Ziel mit diesem Buch ist, dass ihr beim Lesen einer Geschichte vieles über die Krankheit „Epilepsie” erfahrt. Wenn ihr euch auskennt, braucht ihr nämlich auch keine Angst mehr vor dieser Krankheit zu haben. Das wäre unser größter Wunsch, weil dann Menschen mit Epilepsie besser verstanden würden und unbeschwerter leben könnten. Euch allen viel Freude mit diesem Buch,

Berlin, den 5.10.2001

Gerd Heinen

Die dritte Auflage ist zusammen mit einer Unterrichtseinheit für Schülerinnen und Schüler der 4.–6. Klasse erschienen. Zur Zeit kann diese Mappe über den Einfälle-Verlag angefordert werden.

## Eine kurze Orientierungshilfe

An manchen Stellen findet Ihr kleine Zahlen mitten im Text. Falls Ihr so etwas noch nicht kennt, hier ein kleiner Tipp: Immer wenn Ihr so eine Zahl findet, bedeutet das, dass ich etwas zu Tims Krankheit sagen oder erklären möchte. Weil diese Erklärungen an dieser Stelle der Geschichte aber gestört hätten, habe ich sie ans Ende des Buches gestellt.

Jetzt könnt Ihr entscheiden: Wenn Ihr neugierig seid, dann blättert mal nach hinten. Wenn nicht, dann lasst euch nicht stören und lest einfach weiter. Wie Ihr das auch macht, ich wünsche Euch jedenfalls viel Spaß.

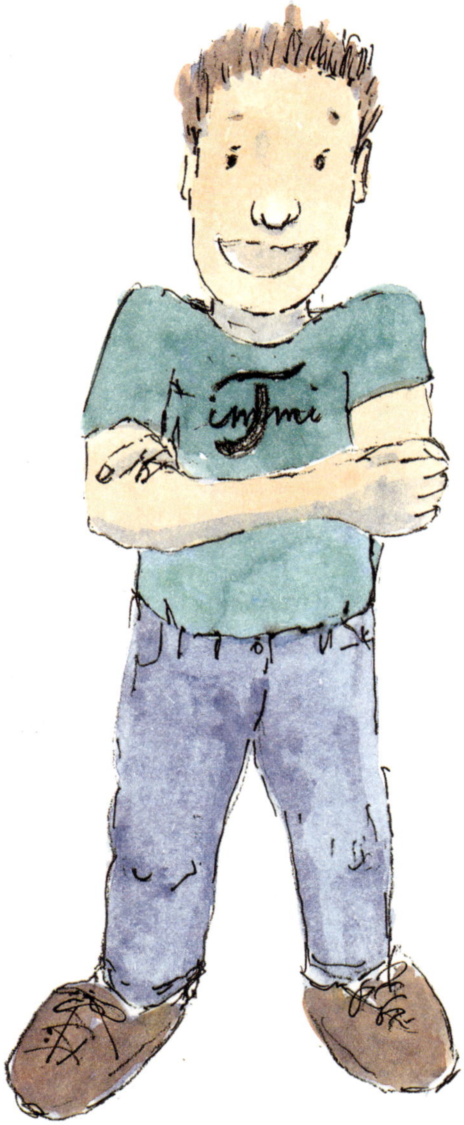


Ich bin Tim! Meine Freunde nennen mich Timmi. Ich finde das okay. Ich bin 9 Jahre alt, und ich habe eine Krankheit mit einem Namen, den ich mir nicht merken kann. Diese Krankheit haben sehr viele Menschen, einer von hundert oder schon zehn von tausend! Darüber denke ich manchmal nach, weil ich gerne rechne.

Ich gehe schon zur Schule, in die 3. Klasse, und ich wohne in einer großen Stadt, in Berlin nämlich. In Berlin wohnen ganz viele Menschen. 4 Millionen wohnen da, und ich habe ausgerechnet ... also ich nicht alleine, sondern meine Mama hat geholfen, dass es hier in Berlin so ungefähr 40 000 Menschen gibt, die diese Krankheit haben'. Das sind sehr viele. Damit Ihr Euch das vorstellen könnt, erzähl ich mal, wo ich früher gewohnt habe.

Ich komm nämlich aus einer kleinen Stadt – aus Heimelskirchen. In dieser kleinen Stadt wohnen ungefähr 40 000 Leute. Die kannte ich bei weitem nicht alle. Ich weiß nicht, ob es überhaupt jemanden gibt, der 40 000 Leute kennt. – Also, ich habe drei gute Freunde, und eigentlich reicht das völlig – und wenn ich jetzt wieder in Heimelskirchen bin, dann stelle ich mir manchmal vor, dass da alle Leute aus Berlin wohnen, die meine Krankheit haben. Und einer davon bin ich.

Dann kommt mir das komisch vor, weil ich mal gedacht habe, ich sei der Einzige auf der ganzen Welt, der Anfälle hat. Ach, das hab ich ja noch gar nicht erzählt, dass man bei der Krankheit Anfälle bekommt und dass man zuckt, wenn so ein Anfall kommt, und dass viele Kranke ein Zucken irgendwo und irgendwie anders haben. Manche zucken auch gar nicht, und trotzdem heißt die Krankheit bei denen genauso. Die haben danach dann auch keine Kopfschmerzen. Susanne, meine Ärztin, hat mir auch erzählt, dass es Leute gibt, die bei einem Anfall komische Sachen machen. Die gehen dann immer im Kreis oder reden irgendwas oder zupfen sich Fusseln von der Hose, obwohl da gar keine sind.

Ich find's gut, dass ich zucke, weil ich sonst Angst hätte, andere Kinder könnten mich auslachen. Bei meinen Anfällen kriegen alle eher einen Schreck. Ich habe nämlich so ein Zucken am ganzen Körper und bin dabei sogar bewusstlos. Dann sieht das aus, als ob es sehr weh täte, und manche haben sogar gedacht, ich könne dabei sterben. Ja, so ist das. Das passiert dann aber nicht, sonst könnte ich Euch ja auch die Geschichte nicht erzählen.

Was ich Euch dabei aber von meinen Anfällen erzähle, weiß ich nur von anderen. Komisch, oder? Ich merke das alles nicht. Ich weiß erst, dass ich einen Anfall bekommen habe, wenn ich irgendwo aufwache und nicht weiß, wie ich da hingekommen bin. Dann mache ich die Augen auf und weiß nur noch, dass ich Tim heiße. Das ist ein ganz komisches, aber auch irgendwie tolles Gefühl. Es ist wie ein Traum, bei dem ich wach bin.

Als die Krankheit anfing, wurde vieles erst mal ziemlich anders für mich. Das war ungefähr vor einem Jahr. Inzwischen sind die Anfälle schon wieder vorbei. Aber wie das alles war, möchte ich Euch jetzt berichten.

Eines Tages kam mein Papa von der Arbeit nach Hause und machte ein ganz besonders glückliches Gesicht. Ich hatte keine Ahnung, was los war. Er ging zu Mama in die Küche, und die sagte: „Na bitte, ich hab's ja gewusst!", und dann haben sich meine Eltern umarmt. Ich wusste noch gar nichts. Auf einmal standen beide – Mama und Papa – vor mir, und meine Mutter sagte, dass wir umziehen würden, in eine große Stadt, in die Hauptstadt.

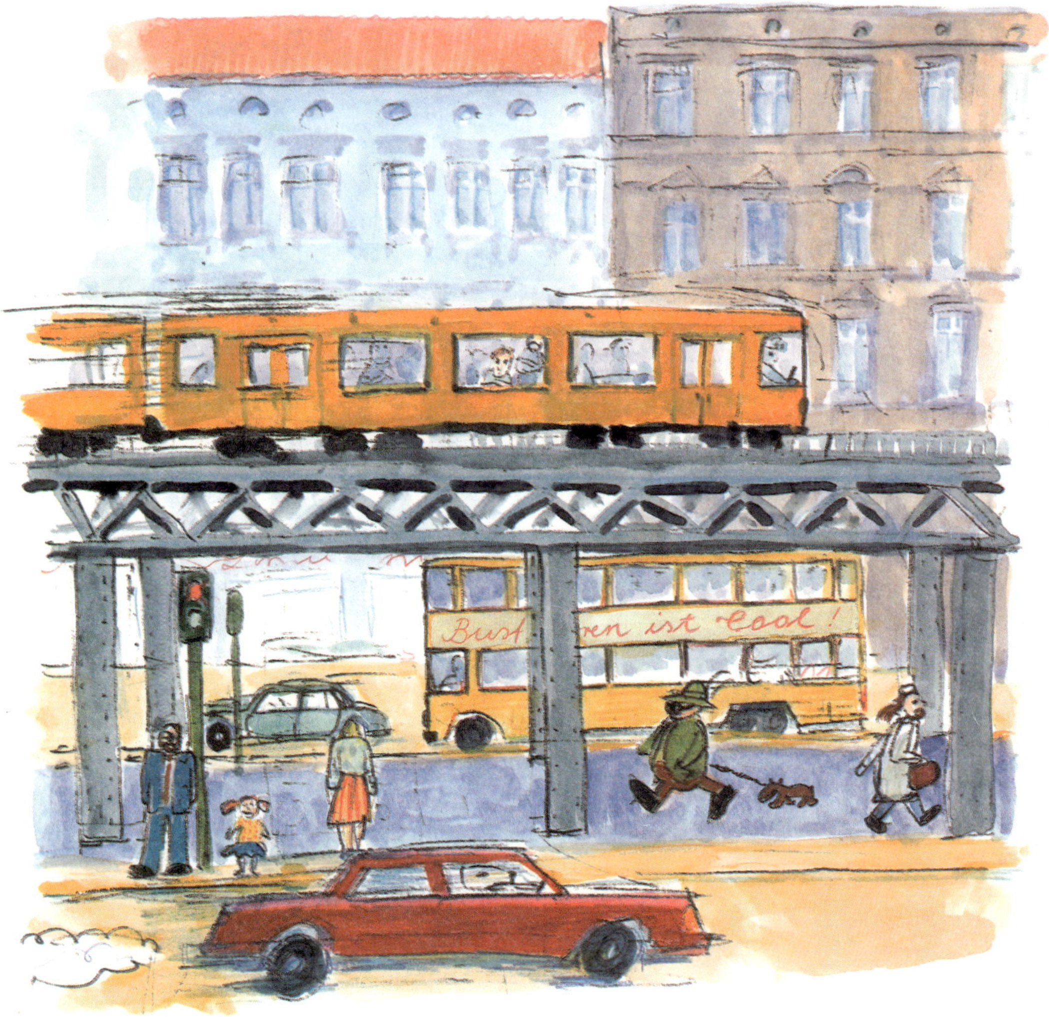


Mein Papa hatte eine neue Arbeit gefunden, „einen tollen Job", wie er sagte, und beide waren glücklich. Nur ich nicht. Ich fühlte mich elend und saß auf dem Fußboden bei meinen Spielsachen, als sich meine Eltern am Tisch noch über die Neuigkeit unterhielten und Pläne machten. Ich wollte nicht weg aus Heimelskirchen, aus meinem Haus und aus meinem Garten. Ich wollte bei meinen Freunden bleiben und bei Oma und Opa, und mich interessierte die Stadt überhaupt nicht, auch wenn es die Hauptstadt war.

Mama nahm mich in den Arm und erklärte, wie schön wir da wohnen würden und dass Oma und Opa jederzeit zu Besuch kommen könnten. Aber ich wollte trotzdem nicht.

Das änderte leider nichts an den Umzugsplänen. Anders wurden aber die Wochenenden. Ich war bei Oma und Opa, und meine Eltern waren in Berlin. Sie suchten nach einer neuen Wohnung.

Als die gefunden war, sollte ich mir die neue Stadt angucken. Mit Doppelstockbussen, U-Bahn und S-Bahn fuhren wir kreuz und quer durch die Stadt. Auf diesem Ausflug fand ich Berlin toll. Es war alles anders als in Heimelskirchen. In Berlin war alles schnell, und es kam mir riesig groß vor. Ich fühlte mich ganz klein.

Auch die Wohnung war größer als die zu Hause in der kleinen Stadt. Sie war in einem alten Haus, das im Treppenhaus so aussah, wie ich mir immer ein Schloß

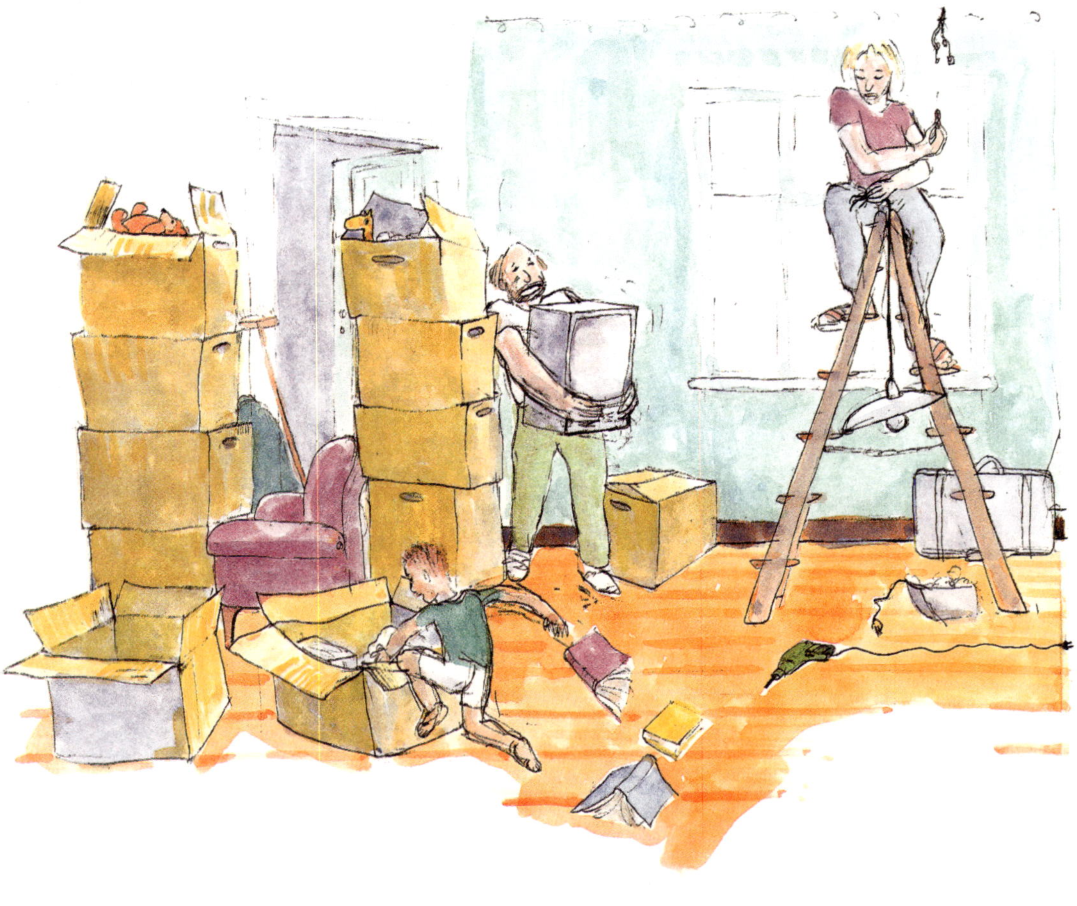

vorgestellt hatte. Die Zimmer hatten ganz hohe Decken. In der Wohnung waren kaum Möbel, und es hallte und knackte, wenn ich über den Holzfußboden lief.

Zu Hause erzählte ich Oma und Opa, was ich erlebt hatte. Aber als ich abends in meinem Bett lag und an den Umzug dachte, wurde ich wieder ein bisschen traurig und aufgeregt zugleich.

Ein paar Tage später fingen meine Eltern an, alles in Kisten und Kästen zu verpacken. Zu Hause wurde es immer ungemütlicher. Dann kam der Möbelwagen, und das Haus wurde ganz leer geräumt. Alles kam in das große Auto, und dann fuhr der Laster mit all den Sachen weg. Meine Spielsachen waren auch dabei. Nur meinen Schlafbären hatte ich noch bei mir. Der freute sich bestimmt auf Berlin, weil das eine richtige Bärenstadt ist. In der Fahne ist nämlich auch ein Bär. Ich war aufgeregt und neugierig, wie alles werden würde.

Papa war schon vorgefahren, und ich konnte es kaum erwarten, mit Mama und ihm zusammen in der großen Wohnung zu sein.

Einen Tag blieb ich mit Mama noch bei Oma und Opa. Dann fuhren auch wir mit dem Zug in die große Stadt. Als ich ankam, war von der schönen neuen Wohnung kaum noch was zu sehen. Überall standen Kisten und Kästen. Ich hoffte, dass Papa und Mama den Überblick behalten würden. Ständig sollte ich weggehen, weil ich angeblich im Weg stand. Keiner wollte mit mir spielen.

Ich langweilte mich. Meine ganzen Spielsachen waren irgendwo in diesem Berg verschwunden. Keiner hatte Zeit für mich, weil schnell noch irgend etwas gemacht, geholt, gebohrt oder sonst was werden musste.

In meinem Zimmer war nur das Bett aufgebaut. Von der großen Stadt, auf die ich mich gefreut hatte, bekam ich auch nichts mehr zu sehen. Das Einzige, was Spaß machte, war, der S-Bahn und den Fernzügen zuzugucken. Die konnte ich direkt von meinem Fenster aus sehen. Papa hatte erzählt, dass die Züge von Paris nach Moskau führen. Er fand das toll.

Ich wusste gar nicht, wo Paris und Moskau eigentlich liegen, und hätte es besser gefunden, wenn die Züge mich auf dem schnellsten Weg wieder zurückgebracht hätten – in meinen Garten nach Heimelskirchen.

Nachts konnte ich kaum schlafen. Wenn es dunkel wurde, hatten die Züge die Lichter an und waren noch viel lauter als am Tag. Ich erzählte das Mama und Papa. Die sagten, daran würde ich mich bald gewöhnen.

Dann war das Umzugswochenende um. Es war Sonntagabend, und am Montagmorgen musste ich in die neue Schule. In der Nacht vor meinem ersten Schultag musste ich beim Einschlafen immer wieder an den Morgen denken.

Die Schule, in die ich gehen sollte, hatte ich mir mit Papa schon angeguckt. Aber ich kannte kein einziges Kind in meiner neuen Klasse und wusste auch nicht, wer meine neue Lehrerin oder mein neuer Lehrer sein würde.

Weil ich immer wieder versuchen musste, mir das vorzustellen, blieb ich lange wach, und wenn ich dann gerade einschlafen wollte, kam mit lautem Getöse, Geratter und Geklapper ein Fernzug an meinem Fenster vorbei. Es half nichts, wenn ich mir die Decke über den Kopf zog. Mit jedem neuen „Krachzug" wurde

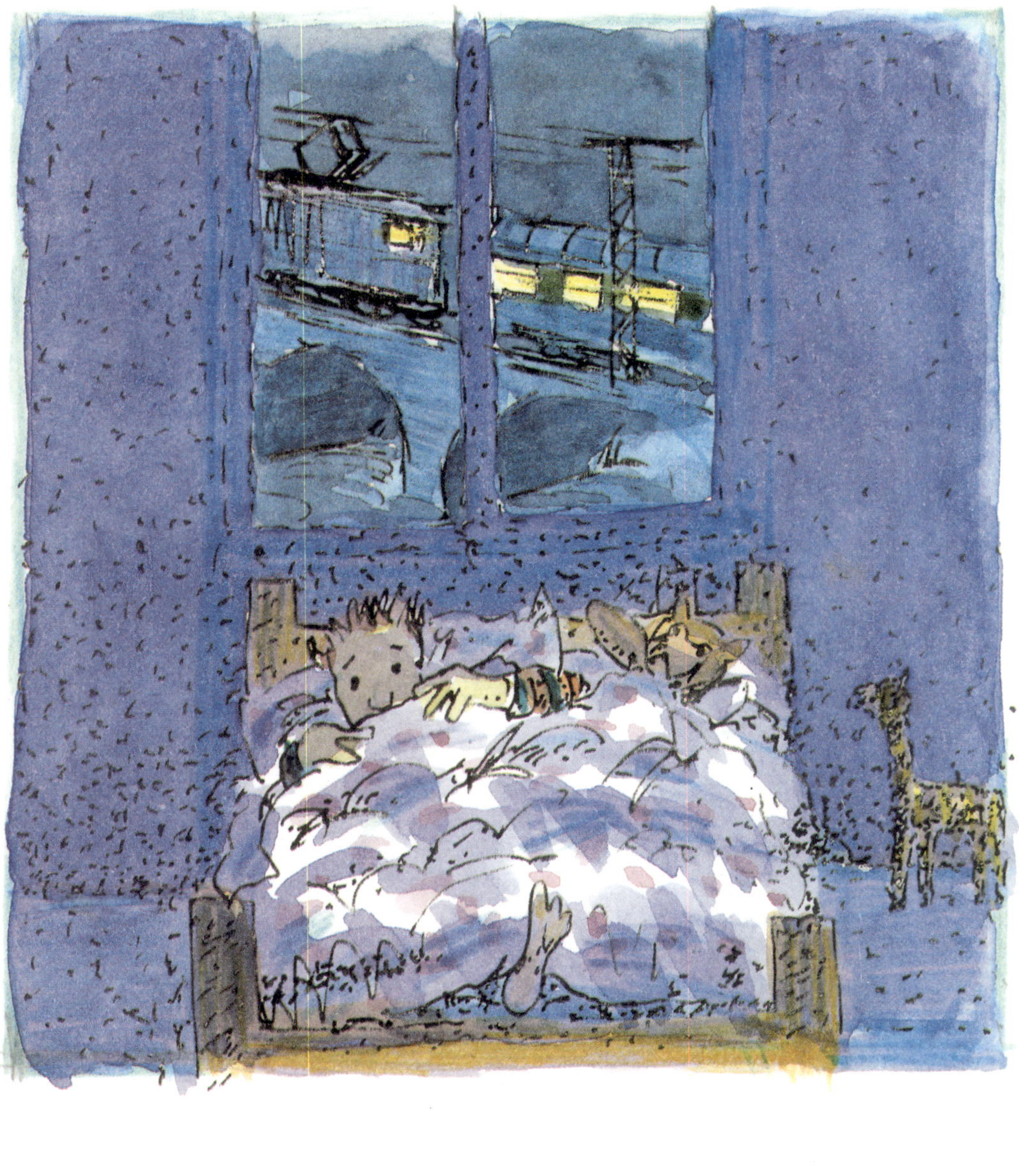

ich wieder wach. Ich bin dann bestimmt fünf mal aufs Klo gegangen, denn womit sollte ich mich sonst beschäftigen?

Beim dritten Mal fing Mama an zu schimpfen. Das vierte Mal war deshalb besonders spannend. Beim fünften Mal waren meine Eltern schon im Bett. Die ganze Wohnung war dunkel, der Fernseher war aus, und da war's dann egal. Ich blieb im Bett, und irgendwann bin ich eingeschlafen.

Dann kam der erste Schultag. Am Morgen war ich sehr aufgeregt und zugleich müde. Beim Frühstück hatte ich keinen Appetit, und ehe ich auf meinen Hunger warten konnte, mussten wir schon los. Papa brachte mich. Wir fuhren zusammen mit der U-Bahn, die an dieser Stelle Untergrundbahn heißt, obwohl sie über der Straße fährt. Papa hat erklärt, dass die Bahn unter der Straße anfängt und irgendwann mal rauskommt und dann wieder unter die Straße fährt. Und auf dem kurzen Stück über der Straße brauche man dann eine Untergrundbahn nicht Übergrundbahn zu nennen, weil es ja immer noch die Untergrundbahn sei.

Danach wollte er wissen, ob ich das verstanden hätte. Ich hatte nichts verstanden, aber weil Papa etwas genervt fragte, nickte ich einfach mit dem Kopf und guckte aus dem Fenster, denn da, wo die Untergrundbahn über der Straße fährt, gibt es immer viel zu gucken.

Leider mussten wir nach zwei Stationen schon aussteigen. Über der Erde U-Bahn fahren ist nämlich sehr schön. Bis zur Schule mussten wir dann nur noch ein paar Schritte laufen.

Wir gingen in die Schule hinein, eine große Treppe hoch und standen vor meinem Klassenzimmer.

Mir war irgendwie ganz komisch schlecht.

Die Schulglocke läutete, und viele Kinder kamen den Gang entlang gerannt. Alle verschwanden durch die offene Tür im Klassenraum. Drinnen wurde es laut. Dann kam die Lehrerin. Sie begrüßte mich freundlich, sprach zu mir, doch ich hatte irgendwie Mühe, ihr zuzuhören. Mir war immer noch schlecht. Mein Vater und die Lehrerin redeten noch miteinander. Papa wünschte mir dann viel Spaß und verabschiedete sich.

Als er verschwunden war, fühlte ich mich allein. Mir wurde noch mulmiger, und plötzlich hatte ich das Gefühl, dass alles um mich herum ganz weit weg sei. So ein

Gefühl hatte ich noch nie gehabt. Deshalb wunderte ich mich darüber. Ich ging mit der Lehrerin in die Klasse und setzte mich an meinen Platz. Um mich herum wurde es ruhiger. Ich hörte die Lehrerin sprechen, konnte aber nicht mehr richtig verstehen, was sie sagte. Plötzlich hörte ich meinen Namen, einmal, zweimal, aber ich konnte nicht antworten. Es war wie in einem komischen Traum, und dann wurde alles schwarz vor meinen Augen[2].

Als ich wieder wach wurde, war ich in einem Krankenhaus und wusste gar nichts mehr. Eine Frau war bei mir. Sie hatte ein riesiges Gesicht. Dann konnte ich erkennen, dass das meine Mutter war, und ich wusste auch wieder, dass ich Tim war. Ich hatte meine Sachen an und lag auf einer Liege.

Ich wusste gar nicht, wie ich dahin gekommen war, und wunderte mich sehr. Meine Mutter streichelte mir über den Kopf. Der tat ein bisschen weh. Als ich etwas sagen wollte, fühlte sich auch meine Zunge komisch an, so als ob ich mir ganz feste darauf gebissen hätte. Also ich finde, dass das schon sehr wehtut, wenn man sich beim Kauen auf die Zunge beißt, aber ich konnte mich gar nicht daran erinnern.

Meine Mutter gab mir einen Kuss und sagte lächelnd: „Na, mein Kleiner." Sie sah sehr besorgt aus. Ich wollte wissen, was passiert war.

Dabei fiel mir ein, dass wir ja jetzt in Berlin wohnten und dass heute mein erster Schultag in der neuen Schule gewesen war. Meine Mutter erzählte mir, dass mei-

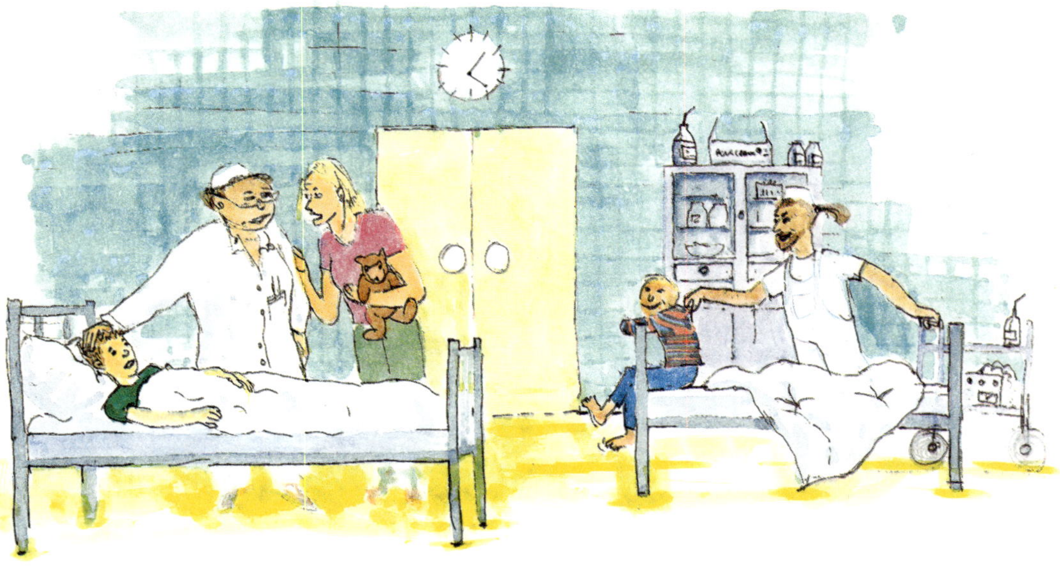

ne neue Lehrerin – Frau Knies – aufgeregt angerufen hatte. Sie hatte erzählt, dass ich plötzlich zusammengesunken und vom Stuhl gefallen sei und dann auf dem Boden gezuckt hätte.

Frau Knies hatte einen Krankenwagen gerufen, der mich dann ins Krankenhaus gebracht hatte. Ich wollte wissen, ob er mit oder ohne Blaulicht gefahren war. Das wusste meine Mutter aber nicht. Sie hatte sich nur ganz schnell auf den Weg ins Krankenhaus gemacht, und kurz nachdem sie angekommen war, war ich wieder wach geworden. Jetzt saßen wir beide im Krankenhaus und wunderten uns.

Als eine Ärztin reinkam, wurde sie von meiner Mutter mit Fragen überschüttet. Mama redete ganz viel und schnell und war sehr aufgeregt. Die Ärztin versuchte, sie zu beruhigen. Da fing meine Mutter an zu weinen. Mir war das peinlich, und gleichzeitig tat mir meine Mutter Leid. Außerdem war ich durcheinander und bekam einen Schreck. Was war nur mit mir passiert, und was hatte ich nur angerichtet, dachte ich kurz.

Nachdem die Ärztin mich von oben bis unten angeguckt hatte, konnte sie nur sagen, dass ich ziemlich gesund sei. Dann erklärte sie mir, dass sie mit einem „EEG“ meine Gehirnströme messen wolle. Danach wüsste sie vielleicht etwas genauer, was denn so ein gesunder Junge – und damit meinte sie mich – im Krankenhaus zu suchen hätte.

Ich fragte, ob das EEG weh täte. Sie antwortete, meine Mutter hätte doch bestimmt schon einmal Fieber gemessen, und wollte wissen, ob das wehgetan hatte. Ich sagte: „Natürlich nicht.“ Und dann sagte sie lächelnd: „Siehst du, da wurde dein Fieber gemessen, und jetzt messen wir etwas anderes. Messen ist messen, und messen tut nicht weh.“ Ich war beruhigt.

Kurze Zeit später wurde ich von einem Krankenpfleger abgeholt. Er hieß Herbert und brachte mich in einen Raum, in dem ein großer Stuhl stand. Auf den musste ich mich setzen.

Dann kam Herbert mit so einem Gummiteil, das mich irgendwie an einen Fahrradhelm erinnerte. Das wurde an meinem Kopf festgezurrt.

Zwischendurch fragte er, ob alles in Ordnung sei. Ich nickte, obwohl ich das schon unheimlich fand. Dann schabte er mit etwas Nassem an meinem Kopf rum. Ich wusste nicht, ob das kitzelte oder ein bisschen wehtat. Dabei erklärte er, die Messfühler müssten ganz nah an meiner Kopfhaut sein, weil sie sonst nicht fühlen könnten, was in meinem Kopf vor sich geht. Dazu müsse er die Haare zur Seite schieben.

Es war schön, wenn er was erklärte, weil ich schon aufgeregt war. Als dann alle Messfühler unter dem Gummiteil steckten, machte Herbert ganz viele Drähte an meinem Kopf fest und sagte, ich müsse eine ganz lange Zeit ganz ruhig sitzen. Ich solle mich nicht bewegen, denn wenn ich mich bewegen würde, müssten die Nervenzellen in meinem Kopf ganz viel arbeiten, und dann könne das EEG nicht mehr richtig messen. Ich verstand das zwar nicht so ganz, aber Herbert war nett. Also tat ich ihm den Gefallen. Die Haube drückte etwas, aber von dem Messen merkte ich gar nichts. Es war wirklich genau wie beim Fiebermessen, nur drückte es nicht an einer Stelle im Po, sondern an vielen Stellen auf meinem Kopf, und es dauerte viel länger.

Nach dem EEG wurde ich von meiner Mutter abgeholt. Um zu erfahren, was das EEG gemessen hatte, sollten wir eine Woche später anrufen. Endlich konnten wir nach Hause gehen.

Zu Hause hab ich dann gemerkt, dass sich Mama echt beeilt hatte, zu mir ins Krankenhaus zu kommen. Sie hatte vergessen, den Herd auszuschalten. Die Küche war voller Dampf, und der Reis im Topf, der ja eigentlich weiß ist, war ganz schwarz geworden. Ich hab Mama geholfen, das Fenster aufzumachen, und kam mir dabei vor wie ein Feuerwehrmann. Mama war ganz geknickt, weil sie jetzt kein Mittagessen hatte, aber ich hatte eh keinen Hunger.

Als mein Feuerwehreinsatz vorbei war, wollte ich in mein Zimmer. Zum Glück hatte Mama in der Zwischenzeit meine Spielsachen wieder gefunden. Das fand ich gut. Aber in Ruhe spielen konnte ich nicht, weil Mama ganz oft reinkam und nach mir guckte. Als ich ihr dann sagte, dass sie mich störte, kam sie immer und brachte mir irgendwas. Zuerst einen geriebenen Apfel, den ich sonst bekomme, wenn ich krank bin, und irgendwann bekam ich dann sogar Süßigkeiten. Um die musste ich sonst immer betteln. Aber die ganzen leckeren Sachen schmeckten nicht richtig, weil meine Zunge so dick war und weil ich alles nicht wie sonst in Nullkommanix aufaß, machte sich meine Mutter schon wieder Sorgen. Das war ziemlich anders als sonst, weil sich Mama sonst immer Sorgen machte, wenn ich die Süßigkeiten, wie sie sagte, in mich hineinschlang.

Papa kam auch früher von der Arbeit nach Hause, weil Mama ihn angerufen hatte. Er war aufgeregt, als er hereinkam, und Mama musste ihm gleich alles erzählen. Beide waren ziemlich durcheinander. Ich verstand das nicht, weil es mir doch wieder gut ging. Ich war nicht krank, und abgesehen von meinem Brummkopf und der Zunge tat mir auch nichts weh. Das fand ich aber normal, weil ich mir schon mal öfter auf die Zunge beiße, wenn ich beim Kauen was sagen will. Ich hatte nur meinen ersten Schultag und die Fahrt im Krankenwagen verpasst. Das ärgerte mich. Papa fragte dann: „Tim, was machst du nur für Sachen?" und streichelte mir über den Kopf. Was sollte ich dazu sagen? Ich zuckte mit den Schultern und ging wieder in mein Zimmer.

Irgendwann hatten sich meine Eltern dann wieder beruhigt und machten den Vorschlag, dass wir zusammen essen gehen könnten. Darüber freute ich mich. Ich durfte sogar das Restaurant aussuchen. Ich entschied mich für „Burger Queen". Den Laden find ich super, weil es da Pommes gibt, und zu jedem Essen bekommen die Kinder sogar ein Spielzeug. Mama und Papa waren nicht gerade begeistert, redeten irgendwas von Pizza und Salat, aber mein Entschluss stand fest.

Also machten wir uns auf den Weg, und ich fand den Tag noch richtig „dufte", wie die Berliner sagen, wenn denen was gefällt. Zum ersten Mal fand ich gut, dass wir jetzt auch „Berliner" waren. Als ich mir das vorstellte, musste ich immer an den Kuchen mit dem Zucker drauf denken, den es in Heimelskirchen zum Karneval gibt. Der heißt hier einfach Pfannkuchen, und Brötchen heißen Schrippen, und ich heißt icke. Und icke beschloss, mit Oma und Opa bei ihrem ersten Besuch auch zu „Burger Queen" zu gehen. Ich wollte sie einladen, von meinem Taschengeld.

Abends klingelte das Telefon. Mama ging ran. Ich hörte, wie sie den Namen von meiner Lehrerin sagte. „Ach, Sie sind's, Frau Knies. Das ist aber nett, dass Sie sich erkundigen" – und ich beschloss, mal mitzuhören. Mama sagte: „Ja, Tim geht's wieder gut ... Natürlich ist er zu Hause ... Nein, wir wissen noch nicht genau ... Die Untersuchungsergebnisse müssen noch abgewartet werden." Dann wurde Mama etwas bedenklicher: „Aber wieso denn ... Nein, ein Attest, daran haben wir nicht gedacht ... Der Junge war ja, als das überstanden war, wieder gesund und munter. Das hat auch die Ärztin bestätigt ... Ja, es war das erste Mal ... Wir können uns das auch nicht erklären ... Ja, ich verstehe, dass Sie sich absichern wollen, aber die Ärztin hat nicht gesagt, dass Tim nicht in die Schule gehen soll."

So ging es noch eine Weile hin und her, bis meine Mutter dann sagte: „Gut, Frau Knies. Wir werden das abklären und uns dann wieder melden ... Ach, wegen der Ferien, aber die beginnen doch erst nächste Woche ... und Sie haben nichts dagegen? ... Na gut, wenn Sie meinen, dass es da keine Schwierigkeiten gibt ... Tim bleibt dann solange zu Hause ... Ja danke, werde ich ausrichten." Dann legte Mama auf. Zum Schluss klang sie schon ziemlich sauer. Ich hatte das Gefühl, dass sie meine Lehrerin nicht mochte. Dabei kannte sie sie ja kaum.

Ich sollte also zu Hause bleiben. Eigentlich freue ich mich immer, wenn ich nicht zur Schule muss. Aber jetzt, wo ich zu Hause bleiben musste, fand ich das komisch. Außerdem hätte ich auch gerne Berliner Kinder kennen gelernt, denn zum Spielen hatte ich noch niemanden. Aber in meine Klasse wollte ich irgendwie auch nicht so schnell zurück, nachdem diese Geschichte mit dem Anfall passiert war.

„Anfall"? – was das war, wusste ich gar nicht richtig. Ich selbst hatte davon nichts gespürt, und ich konnte mich auch an nichts erinnern. Ich fand jetzt alles merkwürdig, selbst meine Lehrerin. Das heißt, ich fand komisch, dass sie mich anscheinend nicht in der Schule haben wollte. Bisher kannte ich das nur umgekehrt, wenn wir in Urlaub fahren wollten und ich am ersten oder letzten Schultag vor oder nach den Ferien nicht mehr in die Schule sollte. Da freizubekommen war immer sehr schwierig. Deshalb musste ich beim letzten Mal sogar lügen. Ich sollte sagen, dass ich krank gewesen sei, obwohl das gar nicht stimmte.

Dieses Mal hatte meine Mutter gesagt, der Junge ist nicht krank, und das war nicht gelogen, aber ich durfte trotzdem nicht in die Schule gehen. Ich verstand das alles überhaupt nicht und beschloss, nicht länger darüber nachzudenken. Meine Eltern hatten vorgeschlagen, dass ich dann ja früher in die Ferien zu Oma und Opa nach Heimelskirchen fahren könne. Die Idee fand ich ganz gut, obwohl „icke" trotz alledem schon eher „Berliner" als „Heimelskirchener" war.

Als ich abends im Bett lag, fand ich den Tag dann durchwachsen. Durchwachsen, das ist so ein Wort, mit dem Papa sagt, dass wir ihn in Ruhe lassen sollen, wenn er von der Arbeit nach Hause kommt und Mama fragt, wie's denn war. Durchwachsen, das heißt gut und schlecht durcheinander gemischt, und so war es heute gewesen. Ich wollte an diesem Abend auch in Ruhe gelassen werden.

Aber meine Eltern störten mich heute ganz oft. Erst kam Papa und gab mir einen Gutenachtkuss, dann kam Mama und tat das Gleiche, und dann kamen beide abwechselnd noch mal und fragten, ob alles okay sei. Natürlich war alles okay, denn was sollte schon sein? Ich verstand nicht, warum sich meine Eltern solche Sorgen machten. Es war doch alles so wie immer. Auch die Züge rauschten wie immer an meinem Fenster vorbei, und es dauerte wie immer lange, bis ich eingeschlafen war.

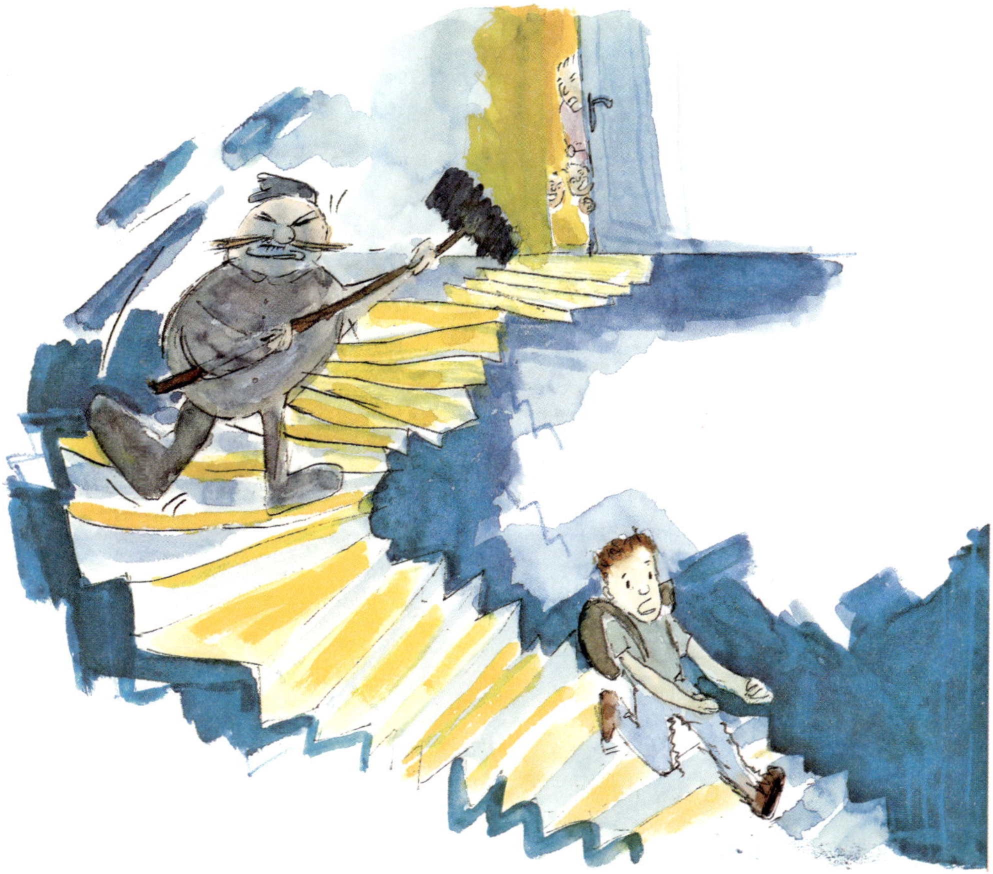

In der Nacht hatte ich einen komischen Traum. Ich war auf dem Weg zur Schule. Als ich durch das Schultor auf den Hof wollte, kam ein dicker Mann auf mich zu. Er hatte einen Besen in der Hand und eine Schirmmütze auf dem Kopf. Er sah mich kommen und zeigte mit seinen großen Händen auf mich und sagte: „Du darfst hier nicht rein! Für dich ist die Schule verboten!“

Ich glaubte dem Mann irgendwie nicht und hatte Angst, zu spät zum Unterricht zu kommen. Als er weg war, schlich ich mich auf den Schulhof. Es klingelte, und ich ging mit den anderen Kindern die Treppe hoch. Kein Kind sprach mit mir ein Wort. Ich kam mir komisch vor.

Als ich in die Klasse wollte, stand Frau Knies an der Tür. Sie sah mich und rief: „Hilfe, Hilfe! Herr Müller, kommen Sie schnell!“ Dann verschwand sie im Klassenzimmer und machte die Tür hinter sich zu. Ich versuchte, die Klinke runterzudrücken und die Tür zu öffnen, aber Frau Knies hatte von innen abgeschlossen. Plötzlich waren alle Kinder verschwunden. Nur ich stand noch auf dem langen, dunklen Gang, und als ich ganz alleine da stand, kam plötzlich der dicke Mann auf mich zugelaufen. Ich hatte fürchterliche Angst und rannte weg. Ich wollte schneller rennen, aber meine Schulmappe war zu schwer. Ich hörte hinter mir das Trampeln von dem dicken Herrn Müller. Seine Schritte wurden lauter und lauter. Sie kamen immer näher. Er schrie: „Haltet ihn auf, haltet ihn auf!“ Ich lief, so schnell ich konnte, auf die Treppe zu. Als ich drei Stufen auf einmal hinunterspringen wollte, hatte ich das Gefühl zu fallen. Ich schrie: „Neiiin!“ und wurde mit einem kurzen Zucken wach.

Es dauerte nicht lange, bis Mama und Papa ins Zimmer stürzten. Sie hatten ihre Schlafanzüge an und sahen ziemlich komisch aus. Mama rief: „Tim, was ist los, geht es dir schlecht?“ Mir ging es nicht schlecht. Ich hatte nur schlecht geträumt und war aufgeregt und müde zugleich. Ich erzählte meinen Traum, von der Schule, dem dicken Mann, meinem Sturz an der Treppe und dem kurzen Zucken, von dem ich wach geworden war.

Mama hörte mir gar nicht richtig zu. Sie sagte nur: „Er hat gezuckt. Er hat wieder gezuckt, das war bestimmt ein Anfall! Rolf, lass uns sofort ins Krankenhaus fahren.“ Mit Rolf meinte sie meinen Vater. Der heißt nämlich so. Glücklicherweise war er auch sehr müde und nicht so aufgeregt. Er sagte: „Nein, Doro!“– So heißt meine Mutter, das heißt, eigentlich heißt sie nicht „Doro“, sondern Dorothea, aber den Namen finden wir alle zu lang, und meine Mutter findet ihn außerdem gar nicht schön. Deshalb nennen sie alle „Doro“. Zum Glück kann ich „Mama“ zu ihr sagen, denn „Doro“, finde ich, hört sich erst recht doof an, aber das war jetzt nicht so wichtig.

Mein Vater hatte also Nein gesagt und erklärte: „Tim hat ganz normal gezuckt. Wir zucken doch alle mal ein bisschen. Er hat halt schlecht geträumt.“ Jetzt wurde meine Mutter wieder sauer. Sie sagte: „Natürlich bist du wieder anderer Meinung. Wer war denn heute im Krankenhaus, und was war heute Morgen? Da hat Tim in der Schule wohl auch nur schlecht geträumt und ganz normal gezuckt. Deshalb ist dann ja auch der Krankenwagen gekommen, weil Tim ganz normal gezuckt hat“, und schon stritten beide.

Ich war müde und wollte schlafen. Das sagte ich dann auch irgendwann, weil ich wirklich müde war und die beiden mit dem Streiten aufhören sollten. Die guckten mich dann an, und einen Moment lang war Pause. Dann sagte Papa: „Und selbst, wenn der Junge wirklich krank ist, dann muss er schlafen. Schlaf ist schließlich die beste Medizin.“ Das schien Mama einzuleuchten, und sie antwortete: „Gut, dann lassen wir Tim jetzt schlafen, aber, Rolf ... auf deine Verantwortung.“

Ich verstand die Welt nicht mehr. Meine Lehrerin wollte nicht mehr, dass ich in die Schule kam, und meine Mutter wollte nicht mehr, dass ich mitten in der Nacht weiterschlief. Alles um mich herum war plötzlich anders als vorher. Nur ich hatte das Gefühl, noch der Gleiche zu sein.

Zum Glück bin ich dann wenigstens schnell eingeschlafen, als meine Eltern endlich wieder aus meinem Zimmer verschwunden waren. Geträumt habe ich in der Nacht nicht mehr.

Am nächsten Morgen packten meine Mutter und ich meine Sachen, und dann ging's mit dem Zug vom Bahnhof Zoo aus nach Heimelskirchen. Als ich aus dem Fenster guckte, entdeckte ich den Funkturm und winkte. In dem Augenblick merkte ich, dass Berlin mein neues Zuhause war, und ich fand es fast ein bisschen traurig, jetzt so lange nicht hier zu sein.

Bei Oma und Opa war fast alles so wie immer. Sie waren nur ziemlich durcheinander, als Mama das von meinem Anfall erzählte, und wollten immer wieder von mir wissen, wie das denn passiert war. Aber ich konnte dazu wirklich nichts sagen. Ich fand das gar nicht so wichtig und wollte auch nicht, dass Mama das erzählte. Mama fand komisch, dass ich so viel von Berlin redete, obwohl ich doch erst gar nicht umziehen wollte. Das fand ich gar nicht komisch, weil ich Berlin jetzt kannte, und schließlich kann man doch nicht von etwas erzählen, das man gar nicht kennt.

In Heimelskirchen war schön, dass ich hier noch Kinder kannte. Die hab ich dann auch besucht, um ihnen von Berlin zu erzählen. Wenn ich dann von den hohen Häusern, den Zügen, die an meinem Fenster vorbeifahren, unserer Schlosswohnung und der Untergrundbahn, die über der Erde fährt, erzählte, haben die mir gar nicht richtig geglaubt.

Fritz meinte sogar, dass ich angeberisch wäre. Da war ich ziemlich sauer auf Fritz und hab ihm beim Fußball nicht mehr abgegeben. Deshalb war er dann sauer auf mich und hat mir nicht mehr abgegeben, und deshalb haben wir beide dann gegen Konstantin und Martin verloren, obwohl wir eigentlich viel besser sind. Als ich den letzten Tag in Heimelskirchen war und mich von meinen Freunden verabschieden musste, habe ich dann allen versprochen, sie mal einzuladen, um zu beweisen, dass ich nicht angeberisch war.

Dann ging's wieder zurück nach Berlin. Ich war so froh, in einem dieser Züge, die von Paris nach Moskau fahren, zu sitzen und wieder nach Berlin zu kommen. Ich freute mich auf Papa, unsere Wohnung, auf mein Zimmer und war nur etwas aufgeregt, wenn ich an die Schule und Frau Knies denken musste. Aber es dauerte noch fünf Tage, bis die Schule wieder anfing, und ich wusste, dass sich Papa freigenommen hatte, um mit Mama und mir etwas zu unternehmen.

Als wir in Berlin ankamen, war es schon spät, und ich musste bald ins Bett. Die Wohnung war immer noch durcheinander, weil Papa wegen seiner Arbeit kaum etwas geschafft hatte, wie er sagte. Mama fand das nicht so schlimm, weil wir ihm ja jetzt beim Möbelaufbauen und Aufräumen helfen könnten.

Ich weiß nicht, ob es viele Kinder gibt, die ihren Papas gerne beim Möbelaufbauen oder Basteln und so helfen. Ich gehöre jedenfalls nicht dazu. Ich muss dann immer halten, holen, suchen, mich nicht so dumm anstellen, aufpassen ... Ich weiß nicht, ob einer von Euch das lustig findet. Papa meint, ich könne da was lernen. Mir wird aber immer langweilig – vom Lernen, und dann mache ich alles falsch.

Das geht dann so lange, bis ich heule und Papa mich zur Strafe in mein Zimmer schickt. Dann geht es mir eigentlich ganz gut, aber bis dahin ist's schlimm ... Daran musste ich denken, als ich ins Bett ging, weil ich mir die Zeit in Berlin mit Papa anders vorgestellt hatte. Als meine Zimmertür zu war, guckte ich noch lange aus dem Fenster. Ich war froh, wieder hier zu sein, wo ich Züge und S-Bahnen beobachten konnte.

Am nächsten Morgen wurde ich vom Staubsaugergeheul wach. Ich ging in die Küche. Das Frühstück stand schon auf dem Tisch. Papa setzte sich zu mir und schmierte mir die erste Schrippe seit langem. Er sagte, wir müssten einen Arzt besuchen, der mir erlauben würde, wieder in die Schule zu gehen. Erst war ich nicht so begeistert. Außerdem wollte Papa im Baumarkt, der bei dem Arzt in der Nähe war, vorher noch etwas besorgen. Er erzählte von einem Akku-Bohrschrauber, mit dem sogar ich die Schrauben in die Wand drehen könne. Das fand ich gut. Wenn nämlich mit einem Akku-Dingsda die Sachen, bei denen Papa immer so stöhnt, ganz leicht gehen, dann könnte auch Papa beim Möbelaufbauen mal festhalten und irgendwas holen und so weiter.

Als ich meine Jacke anziehen sollte, freute ich mich richtig auf den Arzt, der meiner Lehrerin erklären würde, dass ich wieder in die Schule könne. Schließlich waren die Ferien bald wieder um, und ich wollte endlich Kinder kennen lernen. Leider kam alles ganz anders.

Als wir losgingen, war ich ein bisschen aufgeregt. Wir mussten drei Stationen mit der U-Bahn in eine andere Richtung als zur Schule fahren. Und dieses Mal blieben wir die ganze Zeit unter der Erde. U-Bahn fahren ist auch toll, wenn die

U-Bahn so durch den Tunnel flitzt und die Wand ganz nah an einem dran ist. Das sieht dann besonders schnell aus. So was finde ich einfach gut an Berlin.

Die Fahrt zum Baumarkt war allerdings schnell vorüber. Drei Stationen ohne umsteigen, das ist so viel wie einmal Karussell fahren. Als wir ausstiegen, war ich beruhigt, dass wir zurück noch mal drei Stationen vor uns hatten. Das waren dann immerhin schon sechs.

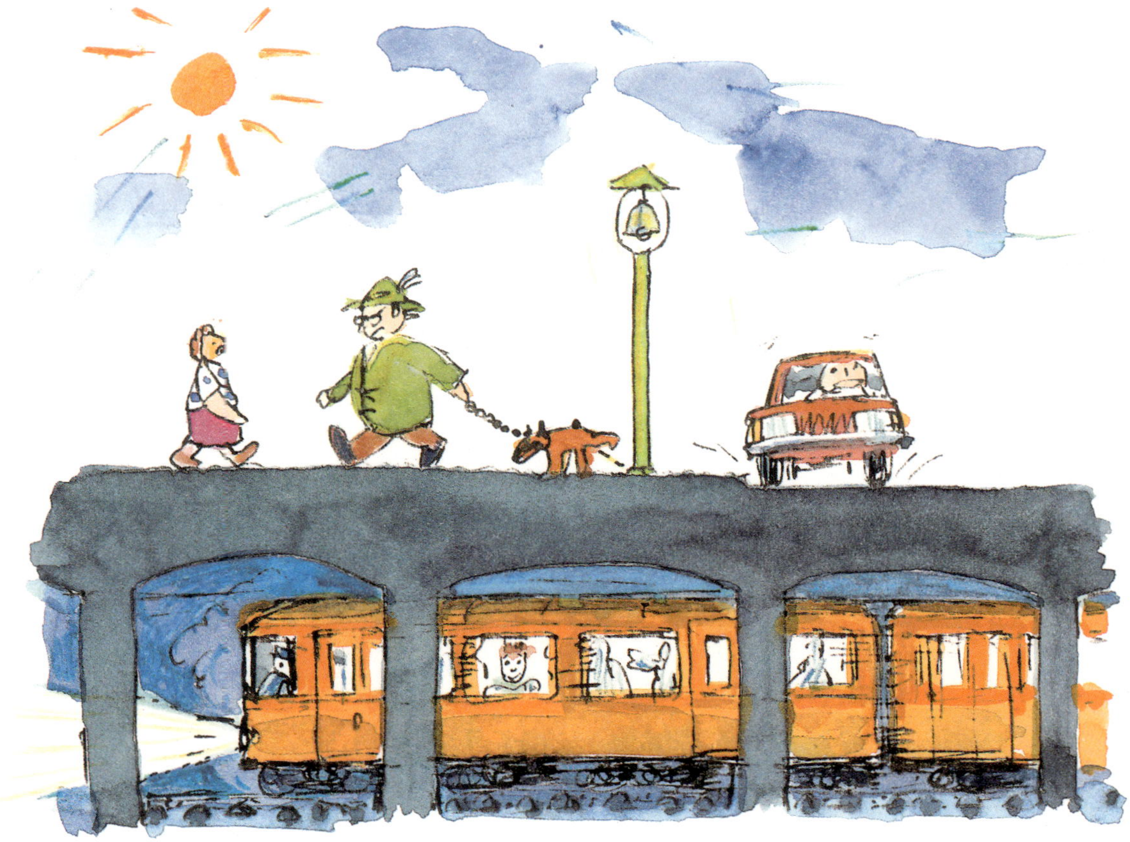

Der Baumarkt war riesig und hatte bestimmt zehn Kassen. Er war in einer hohen Halle mit grellem Licht. Die Regale standen so weit auseinander, dass ein Gabelstapler durchfahren konnte. Ich fand das alles sehr interessant.

Papa hatte vieles zu besorgen und lief mit einem Zettel durch die Gänge. Er hatte einen Wagen, in den er alles einladen konnte. Es stapelte sich haufenweise Kleinzeug – also Schrauben, Nägel, Dübel, Haken und so.

Ich wollte das Akku-Dingsda endlich haben. Papa sagte immer: „Ja, gleich." Ich wusste nicht, was er meinte mit diesem „gleich", ob das nun jetzt oder später heißen sollte. Ich wünschte mir „jetzt", aber Papa meinte wohl immer „später", und außerdem solle ich jetzt mal den Mund halten, weil er sonst nämlich das Wichtigste vergessen würde.

Das war typisch! Papa hatte mir erzählt, dass wir den Bohrer kaufen würden, und jetzt wurden wieder tausend andere langweilige Sachen gesucht und eingepackt. Deshalb war ich ärgerlich auf Papa. Und noch ärgerlicher machte mich, dass Papa wieder so tat, als ob ich ihn stören und ärgern würde. Ich hatte keine Lust mehr und wollte auch keinen Akku-Bohrschrauber mehr haben und wäre am liebsten schnell weggelaufen. Ich wusste aber nicht wohin, weil ich mich nicht in diesem großen Berlin und nicht einmal in diesem komischen Baumarkt auskannte. Deshalb blieb ich einfach stehen. Ich war wütend und traurig zugleich. Papa sollte seinen Kram alleine weitersuchen. Ich würde da nicht mehr mitmachen.

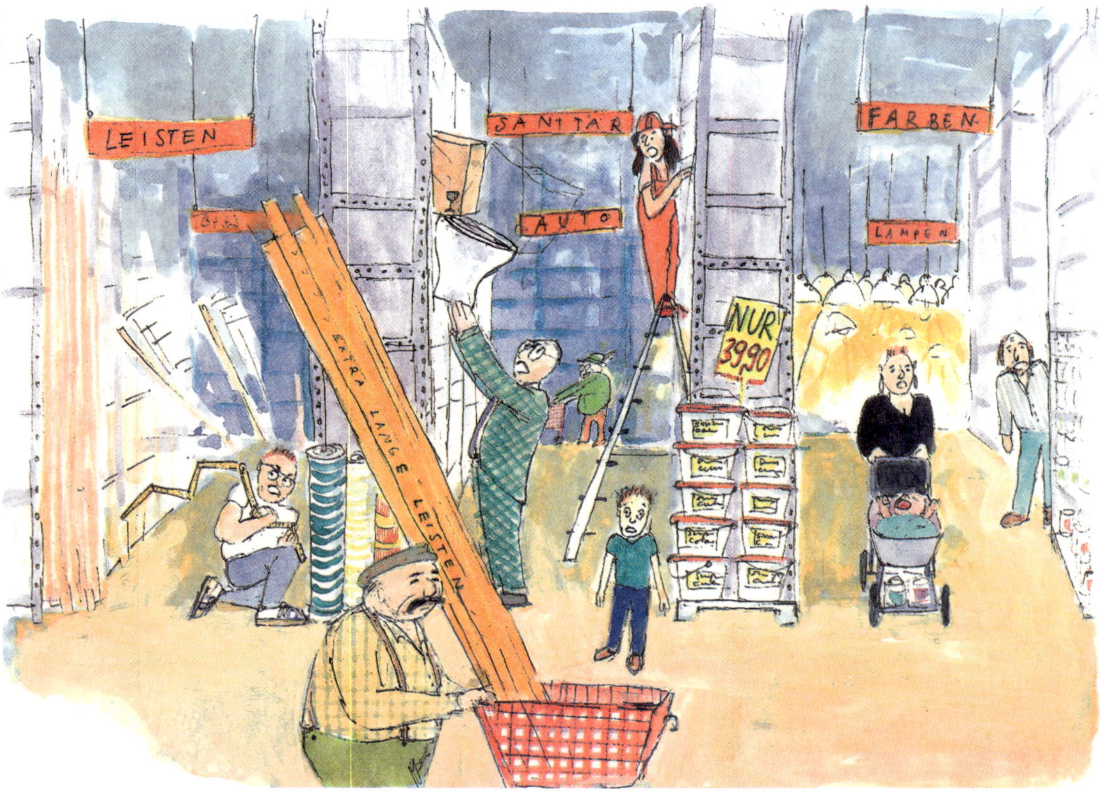


Er fuhr mit dem Wagen weiter und merkte gar nicht, dass ich stehen geblieben war. Er ging den Gang entlang, immer weiter, und bog um eine Ecke. Ich konnte ihn nicht mehr sehen. Plötzlich bekam ich Angst zwischen den großen Regalen mit den vielen Sachen, die mir mit einem Mal noch viel höher vorkamen.

Ich lief bis zu der Ecke, an der Papa abgebogen war. Ich schaute in den nächsten Gang und konnte ihn nicht finden. Jetzt fühlte ich mich ganz allein. Hatte Papa mich einfach stehen lassen? Mir wurde heiß, und dann war da wieder das komische Gefühl, wie an dem Morgen in der Schule.

Mir war schlecht, und alles kam auf mich zu und war doch weit weg. Die Musik und die anderen Geräusche, der Krach von dem Gabelstapler und das Reden der Leute vermischten sich. Der Baumarkt sah ganz anders aus als vorher. Ich konnte zwar hören, aber nichts verstehen. Da sah ich Papa, wie er auf mich zukam und irgendwas zu mir sagte, und dann wurde es wieder schwarz vor meinen Augen.

Diesmal erwachte ich auf einer Liege. Wieder wunderte ich mich, wie ich dahin gekommen war. Der Mann mit dem großen Gesicht, der diesmal bei mir war, war Papa. Er guckte mich an und redete irgendwas. Es dauerte eine ganze Weile, bis ich das verstanden hatte.

Die Worte kamen irgendwie von ganz weit weg, und ich verstand sie erst, als sie sozusagen nahe an mich herangekommen waren. Papa wollte wissen, wie es mir ginge. Ich wusste keine Antwort. Wieder hatte ich Kopfdrücken und eine dicke Zunge.

Papa war hektisch und aufgeregt. Er sagte: „Warte hier, ich komm gleich wieder!“ Ich wusste nicht, worauf ich warten sollte, und hätte mich sowieso nicht von der Stelle rühren können.

Draußen im Gang rief Papa dann: „Wo ist der Doktor? Er soll kommen, schnell! Mein Sohn wird jetzt wach.“

Ich fand das wieder alles komisch. Was war denn schon dabei? Ich war in meinem Leben schon ganz oft wach geworden, und bisher immer ohne Doktor. Dieses Mal war es nur wieder so wie bei dem Mal, als ich plötzlich im Krankenhaus aufgewacht war, und mich durchfuhr ein kleiner Schreck. Sollte ich wieder einen Anfall gehabt haben?

Dann erinnerte ich mich langsam an den Baumarkt, dass ich Papa nur gestört hatte und dass ich dann plötzlich alleine gewesen war, weil er mich stehen gelassen hatte, und dass ich überall nach ihm geguckt hatte. Ich wusste nur nicht, wo ich jetzt war.

Da fiel mir ein, dass Papa nach einem Doktor gerufen hatte, und ich dachte, dass wir jetzt vielleicht schon bei dem Arzt waren, zu dem wir eigentlich wollten. Ich wusste nur nicht, was zwischendurch passiert war. Das hatte ich irgendwie vergessen. In dem Augenblick fiel mir der Akku-Bohrschrauber ein, und ich fragte

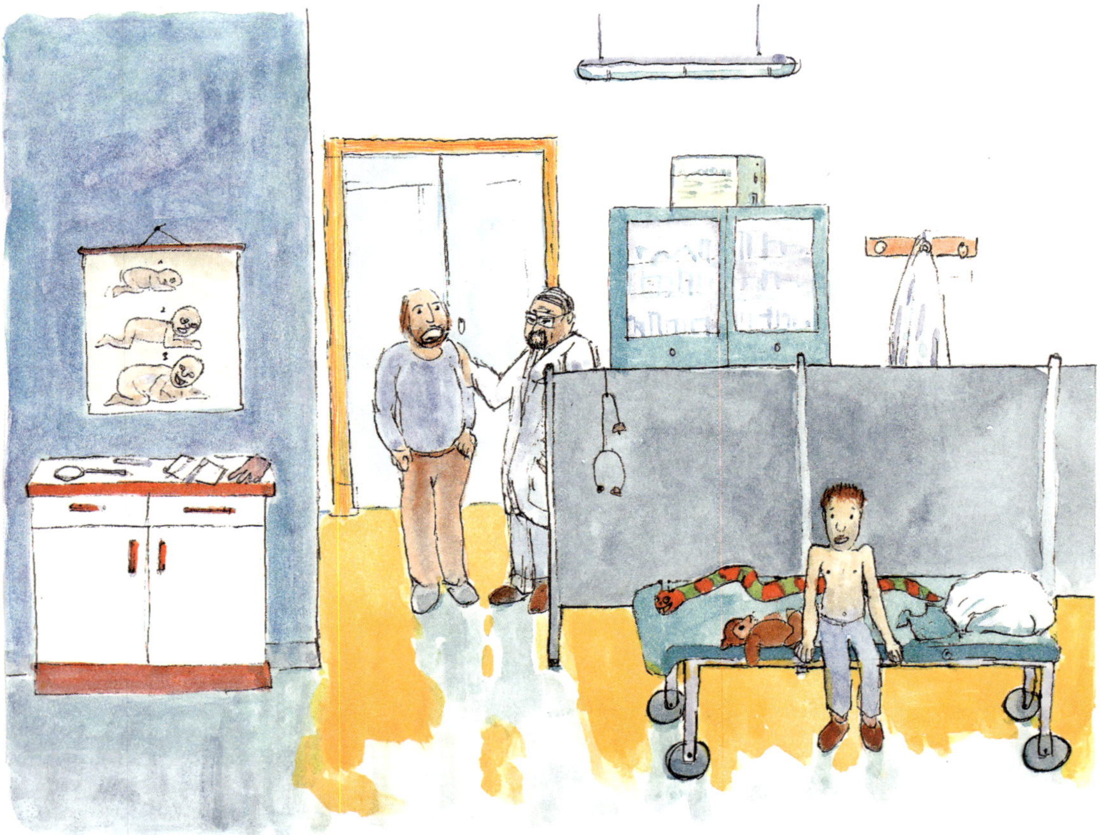

Papa, wo er war. Papa war ganz verdutzt und fragte: „Wer? Wen meinst du, den Arzt oder was?“

Das war typisch. Erst sagt er mir, ich solle ihn nicht stören, weil er sonst das Wichtigste vergessen würde, und dann vergisst er selbst den Schraubendreher, wegen dem wir eigentlich losgegangen waren. Als ich ihm das sagte und sauer werden wollte, erzählte er mir, was eigentlich passiert war.

Ich wäre nämlich plötzlich weg gewesen. Er hätte das gemerkt, weil er mit mir den Akku-Bohrschrauber aussuchen wollte. Das Ding hätte er dann liegen gelassen und sei den Weg zurückgegangen. Als er mich endlich gefunden hatte, sei ich ganz blass gewesen und hätte ihm keine Antwort gegeben, und dann sei ich plötzlich umgefallen und hätte auf dem Boden gezuckt. Als das Zucken nach einer Minute vorbei gewesen sei, hätte er mich auf den Arm genommen und sei mit mir direkt zu diesem Arzt gegangen. Es war der Kinderarzt, und er hieß Doktor Brauer.

Und jetzt waren wir bei dem Arzt, der mir erlauben sollte, endlich wieder in die Schule zu gehen, und ich hatte kurz vorher einen Anfall gehabt. Ich wusste noch gar nicht, wie ich das finden sollte, als der Doktor reinkam. Er gab meinem Vater die Hand und fragte nach dem kleinen Zappelphilipp. Ich weiß nicht warum, aber ich mochte ihn nicht. Er redete nur mit Papa und guckte mir dabei in die Ohren, drückte auf meinen Bauch, horchte hier, horchte da und ging mir schließlich mit diesem Holzding in den Mund, um die Zunge runterzudrücken, weil er den Hals sehen wollte. Das tat weh an der Zunge, und ich zog den Kopf zurück.

Er wurde ungeduldig und sagte: „Aber, aber, was soll denn das?“ Ich sagte, dass ich keine Halsschmerzen hätte und dass meine Zunge wehtäte. Die sollte ich dann rausstrecken. Er sagte dann: „Ah ja, hmhm“, meinte, dass ich mir da drauf gebissen hätte, und erklärte, dass das vorkäme.

Irgendwie war ihm dann die Lust vergangen, mich weiter zu untersuchen, und er sagte, dass er Papa mal alleine sprechen wolle. Papa bekam einen Schreck und sagte: „Aber natürlich, Herr Doktor“ und ging mit. In einer Ecke des Zimmers blieben sie stehen und fingen an zu reden. Weil ich wissen wollte, was los war, hab ich mit Hasenohren gelauscht.

Erst sprach nur der Doktor. Er sagte: „Also“ und redete von Vermutung und konnte aber nicht genau sagen, und ihm fehlten die Mittel ... und sonst sei der Sohn ja kerngesund und in guter Verfassung, und als Papa dann die Vermutung wissen wollte, sagte der Arzt irgendwas von einem „Elektriker“. Da wurde ich nun nicht mehr draus schlau, aber Papa, der sich letztens erst über einen Elektriker beschwert hatte, weil die Steckdose für den Fernseher nicht funktionierte, fand das offenbar sehr wichtig. Er fragte: „Meinen Sie wirklich?“

Der Arzt sagte: „Ja, ja, und das heißt, dass Ihr Kind zur Vorsicht nicht schwimmt, nicht Rad fährt, keinen Sport treibt, regelmäßig schläft, kein Fernsehen guckt, ...“ und so ging es noch eine ganze Weile weiter[3].

Ich verstand nicht, was diese ganzen Verbote mit dem Elektriker und mit mir zu tun haben sollten, und fand, dass der Doktor das doch auch hätte erzählen können, als ich dabei war. Aber das war mir dann auch egal. Ich war, wie gesagt, kerngesund und fühlte mich nur schlapp und müde. Ich wollte, so schnell wie es ging, nach Hause und in Ruhe gelassen werden. Papa wollte ich auch nicht mehr helfen, und deshalb war das mit dem Schraubendreher egal. Ich war froh, als die dann endlich mit dem Reden aufhörten und wir aus dieser Praxis raus waren.

Auf dem Weg nach Hause war Papa sehr still. Wir fuhren auch nicht mit der U-Bahn, sondern nahmen ein Taxi. Das fand ich blöd, weil Auto fahren nun wirklich das Langweiligste ist, was ich mir vorstellen kann, und mit U-Bahn fahren nicht zu vergleichen ist. Papa wollte das aber so, weil er meinte, das wäre sicherer. Ich verstand das nicht, wollte mich aber nicht streiten, weil Papa sehr besorgt aussah. Weshalb nur? Dachte er etwa immer noch über den Elektriker nach? Ich wollte das rauskriegen.

Papa sollte aber nicht merken, dass ich gelauscht hatte. Ich sagte deshalb, dass ich später einmal Flugkapitän werden wollte oder Lokführer oder vielleicht auch U-Bahnfahrer. Papa schüttelte den Kopf und sagte langsam: „Daraus wird wohl nichts." Das verstand ich nicht, aber als ich nachfragen wollte, drehte sich der Taxifahrer um und sagte: „Wirste doch Taxifahrer, so wie icke, da kannste ooch die Leute rumkutschieren." Auch dazu sagte Papa nichts. Er war merkwürdig still.

Schließlich sagte ich: „Elektriker kommt jedenfalls nicht infrage, weil die überall nur Mist bauen"; und weil ich plötzlich ziemlich sauer war, sagte ich noch, dass ich Taxifahrer auch blöd fände, weil Autos nur rumstinken und den Kindern den Platz zum Spielen wegnehmen würden.

Jetzt kam Papa endlich wieder zu sich, weil ihm das peinlich war. Er entschuldigte sich hastig bei dem Taxifahrer und sagte: „Sie haben es ja nur gut gemeint, aber der Junge ist heute etwas gereizt." Zum Glück waren wir dann endlich zu Hause, denn irgendwie tat mir der Taxifahrer auch Leid. Aber was sollte ich machen, wenn Papa überhaupt nicht sagen wollte, was eigentlich los war?

Als wir die Treppe raufgingen, fragte er dann endlich, was ich denn gegen Elektriker hätte, und ich sagte, dass er sich doch mit dem Arzt zusammen über Elektriker beschwert hätte. Papa guckte mich verwundert an und sagte: „Aber über Elektriker haben wir doch gar nicht gesprochen." In dem Augenblick platzte ich raus: „Und was habt ihr dann miteinander getuschelt?" Jetzt wusste Papa, dass ich gelauscht hatte, aber ich war einfach zu neugierig.

Papa war das aber irgendwie viel peinlicher als mir, jetzt wo er wusste, dass ich das Geheimnis von dem komischen Arzt kannte. Er beugte sich runter zu mir und bekam ein ernstes Gesicht, so dass ich fast einen kleinen Schreck bekam. Er sagte: „Über Elektriker haben wir nicht gesprochen. Der Arzt hat mir gesagt, dass du vielleicht ein ‚Epileptiker' bist. Weil er es aber nicht genau weiß, wollte er es dir nicht sagen." Ich war durcheinander und fragte: „Aber wie wird man denn ein Epilektrike... oder wie hieß das noch, Episkepriker oder wie?" und dachte, dass so ein blödes Wort auch nur dieser komische Arzt erfinden konnte. Papa wiederholte laut und deutlich: „EPILEPTIKER“, und ich sprach mehrmals leise nach, bis ich es dann raushatte.

Weil Papa nicht antworten wollte, fragte ich noch mal, was das eigentlich ist. Er sagte: „Wenn man Epileptiker ist, dann kriegt man Anfälle, epileptische Anfälle.“ „Und was passiert, wenn man Anfälle bekommt?“, wollte ich wissen. „Man fällt hin und zuckt und kriegt anscheinend keine Luft, und wenn es vorbei ist, wird man wieder wach“, sagte Papa. „Wenn was vorbei ist?“, wollte ich wissen. „Na, der Anfall“, sagte Papa kurz und war dabei ganz ungeduldig. Er wollte seine Ruhe haben und nicht viel reden und schon gar keine Fragen von mir beantworten.

Mir war das aber wichtig, weil ich ja schließlich auch wieder in die Schule gehen wollte. Deshalb fragte ich dann noch, wann das denn vorbei sei mit den Anfällen und ob ich dann wieder in die Schule gehen könne. Papa guckte mich traurig und sauer zugleich an und sagte mit einer komischen Stimme: „Das weiß ja eben keiner, und mir sagt auch keiner was, und da kommt einer, so ein Arzt, und sagt mal eben ‚Epileptiker‘, verbietet das halbe Leben, so dass man nicht mehr weiß, wie man selber heißt, weil man sich das gar nicht alles merken kann, und schickt uns dann wieder nach Hause, und nun stehen wir da und haben wieder das Attest vergessen.“

„Und den Akku-Bohrschrauber auch“, sagte ich. „Nein“, sagte Papa, „den hab ich liegen lassen mit all dem anderen Kram, weil du so dalagst und einen Anfall hattest. Ich weiß selbst nicht mehr, wo mir der Kopf steht, und wenn ich jetzt nicht endlich Mittagessen mache, krieg ich womöglich auch noch einen Anfall.“

Das fanden wir beide dann lustig, aber wir lachten nur kurz. Dann wurde Papa wieder ernst und sagte: „Es gibt Königsberger Klopse mit Kartoffeln und Kapernsoße.“ Das war so ziemlich mein Lieblingsessen, und weil sich Papa beeilen sollte, ließ ich ihn jetzt in Ruhe und ging in mein Zimmer, um mit meinen Transformern zu spielen. Ich wollte nur noch wissen, wo Mama war. Papa sagte, sie wäre einkaufen und würde bestimmt Augen machen, wenn wir ihr die ganze Geschichte erzählten.

In meinem Zimmer musste ich noch viel nachdenken über das komische Wort, an das ich mich schon wieder nicht erinnern konnte. Deshalb spielte ich, dass Tim der „Epiträcktiker“ gegen Hoogan den „Terminator“ kämpfen musste, und der Epiträcktiker gewann immer und konnte im letzten Augenblick die Welt, ach was sag ich, das ganze Universum retten, und weil er damit so beschäftigt war, konnte er leider nicht zur Schule gehen. Aber eines Tages würde er zurückkehren

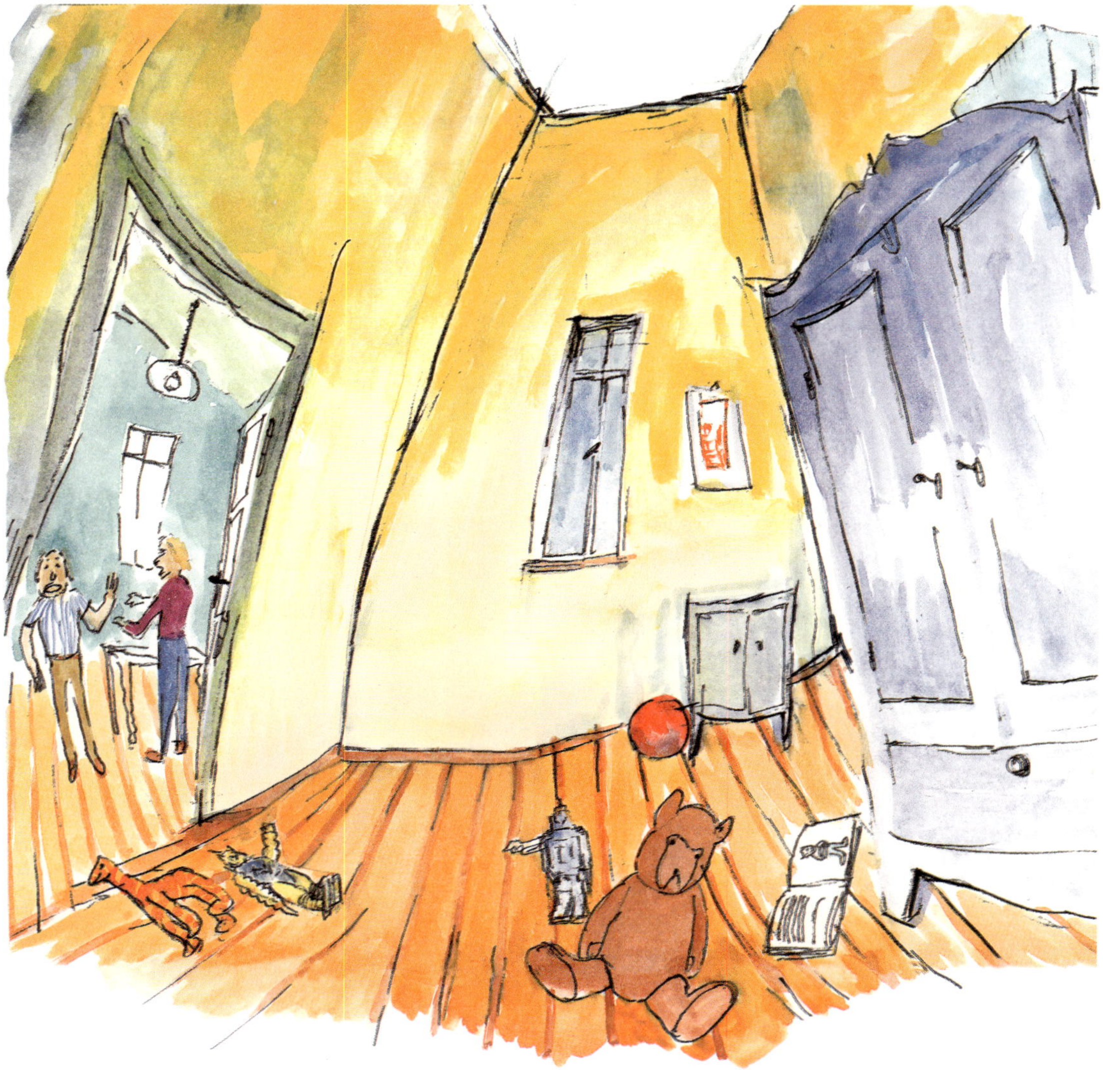

und allen von seinem heldenhaften Kampf erzählen, und sie würden ihn aufnehmen und sich bei ihm, dem Epiträcktiker, bedanken, denn wenn das Universum draufgegangen wäre, wäre die Schule bestimmt auch nicht übrig geblieben.

Zwischendurch kam Papa zwei Mal rein und fragte, ob alles in Ordnung sei und ob ich mich nicht lieber aufs Bett legen wolle. Das war vielleicht komisch, weil Papa und Mama sonst fast nie in mein Zimmer kamen, sondern mir eher immer vorschlugen, ich könne doch in mein Zimmer gehen, wenn sie mal ihre Ruhe haben wollten. Jetzt wollte ich meine Ruhe haben, und ständig kam Papa an.

Irgendwie war alles anders geworden, seitdem wir in Berlin waren. Dabei dachte ich an Oma und Opa und an meinen Garten und daran, was ich jetzt alles nicht mehr dürfen sollte.

Dabei fiel mir ein, dass Oma auch oft gesagt hatte, sie würde einen Anfall kriegen, wenn ich nicht bald ordentlicher würde, und ich nahm mir vor, sie beim nächsten Telefongespräch nach ihren Anfällen zu fragen, weil ich daran in Heimelskirchen nicht gedacht hatte. Endlich rief mich Papa zum Essen.

Als Mama abends nach Hause kam, hörte ich als Erster den Wohnungs schlüssel im Schloss. Ich lief ihr an der Tür entgegen, weil ich ihr die Neuigkeiten erzählen wollte, und sagte: „Mama, Mama, ich habe heute einen Anfall gehabt, und der Arzt hat gesagt, dass ich Epi..., Epi..." – und dann fiel mir dieses blöde Wort wieder nicht ein. Mama guckte sehr ungläubig und wurde etwas bleich. Sie rief: „Rolf, Rolf, bist du da?" und fragte: „Was erzählt der Junge da?"

Papa sollte jetzt die ganze Geschichte erzählen, und dabei blieb Mama mucksmäuschenstill. Die Sache mit dem Baumarkt erzählte er allerdings falsch, weil er vergessen hatte, dass er mich da einfach so alleine gelassen hatte. Aber als ich ihn unterbrechen wollte, erzählte er ziemlich laut weiter, und als er bei dem Anfall angekommen war, war es zu spät, um das richtig zu erzählen, weil nämlich Mama erst mal nichts mehr hören wollte. Sie fing wieder an zu schimpfen, warum Papa nicht besser aufgepasst hätte, und das sei ja furchtbar, und was denn der Arzt gesagt hätte?

Weil ich merkte, dass die beiden wieder stritten, ging ich in mein Zimmer. Ich dachte nur: „Mit mir redet hier keiner." Die Lehrerin will nicht, dass ich in die Schule komme, der Arzt tuschelt mit Papa, Papa ist genervt, und Mama kriegt immer einen Schreck und schimpft mit Papa. Außerdem hatte ich das Gefühl, dass ich was falsch gemacht hatte, als ich Mama von dem Anfall erzählt hatte, und war gleichzeitig traurig, dass meine Eltern sich wieder streiten mussten, wegen mir.

In diesem Augenblick ging das komische Gefühl wieder los. Mir war auch wieder schlecht, die Wände wurden wieder hoch und kamen nahe an mich ran. Papas und Mamas Streit hörte sich ganz weit entfernt an. Ich wollte, dass nicht schon wieder ein Anfall kam, und Mama und Papa sollten das auch nicht sehen. Deshalb rannte ich in mein Zimmer, nahm die Transformer, die noch auf dem Boden lagen, und ließ sie so heftig gegeneinander kämpfen wie noch nie zuvor.

Der Kampf dauerte lange, und kurz vor Schluss musste der Epiträcktiker laut NEIN und noch mal NEIN brüllen, um Hoogans Angriff mit aller Kraft abzuwehren.

Dann war es geschafft, und Tim, der Epiträcktiker, hatte gesiegt.

Gerade als Hoogan am Boden lag, stürzten Mama und Papa zur Tür herein, und Mama schrie erschrocken: „Tim, Tim, geht es dir gut?“ Ich guckte sie an und merkte in diesem Augenblick, dass das komische Gefühl weg war[4]. Ich sagte Ja und fragte dann direkt, ob der Streit denn schon vorbei sei.

Mama war im ersten Augenblick verwundert und dachte ein bisschen nach. Dann kam sie auf mich zu, nahm mich in den Arm und fing an zu weinen. Das war sehr traurig, aber irgendwie auch schön, und ich musste auch weinen. Papa stand daneben und wusste nicht so richtig, was er machen sollte.

Mama redete dann ganz viel und ganz ruhig. Sie sagte, das mit dem Streiten sei blöd, aber sie sei ganz durcheinander, weil sich alles so verändert hätte, die Stadt, die neue Wohnung, und dass bei alldem jetzt die Sache mit meinen Anfällen dazugekommen sei.

Und als Mama von all ihren Problemen erzählte, fing ich auch an und sagte, dass mir Oma und Opa und der Garten manchmal fehlten und dass ich keine Freunde hätte und auch keine kriegen würde, wenn ich nicht endlich in die Schule könne.

Jetzt guckten mich beide an, und dann fragte Papa, ob es mir denn hier in Berlin überhaupt nicht gefallen würde. Weil das nicht stimmte, antwortete ich: „Doch, aber irgendwie auch nicht.“ Papa sagte, dass das immer so sei, wenn etwas neu ist, und dass es ihm nicht anders ginge. Er meinte, wir müssten alle zusammen sehen, wie wir in Berlin zurechtkämen und wie wir es uns hier schön machen könnten, und wir könnten wieder von Berlin weggehen, wenn ich davon wieder gesund würde.

Aber Zurückumziehen wollte ich auf gar keinen Fall, denn ich war doch jetzt ein richtiger Berliner, und mein Bär würde hier bestimmt auch nicht mehr weggehen wollen. Außerdem konnte ich mir auch nicht vorstellen, was Berlin mit meinen Anfällen zu tun haben sollte.

Aber trotzdem war ich irgendwie beruhigt, dass Papa das sagte, weil ich das Gefühl hatte, dass wir das in Berlin zusammen irgendwie schon schaffen würden.

Als wir dann eine ganze Weile geweint, geschluchzt und geredet hatten, fragte Papa, ob er jetzt mal Abendbrot machen solle, weil er ziemlich großen Hunger habe nach all dem. Mama und mir ging es nicht anders, und wir fanden den Vorschlag gut. Als er weg war, fragte ich Mama, ob sie mit mir mit den Transformern spielen würde. Zu meiner Überraschung sagte sie Ja. Sonst sagte sie immer, dass sie die Dinger eklig fände, aber heute machte sie eine Ausnahme. Das wunderte mich, aber irgendwie wunderte es mich auch nicht, weil alles in letzter Zeit anders geworden war.

Wir spielten allerdings nicht lange, weil Mama immer alles falsch machte. Gekämpft wurde nur ganz wenig, weil Hoogan immer über Frieden reden wollte und sie nicht verstehen konnte, dass ein Schurke wie er nichts Besseres als den Tod verdient hatte. Außerdem hatte sie keinen Geschmack, weil sie meinte, Hoogan würde besser und stärker aussehen als der Epiträcktiker.

Deshalb durfte sie dann ziemlich bald aufhören zu spielen und Papa beim Abendessen helfen. Von dem komischen Gefühl, das ich gehabt hatte, erzählte ich Papa und Mama nichts, weil sie sich nicht noch mehr Sorgen machen sollten.

Beim Abendessen fragte ich, wann ich denn wieder in die Schule gehen könne. Papa erklärte mir, dass wir noch zu einem anderen Arzt gehen müssten, einem so genannten Spezialisten, der sich mit der Epilepsie gut auskennt. Von dem würden wir dann bestimmt ein Attest bekommen. Mama fragte, ob ich denn trotz der Anfälle in die Schule wolle und ob mir das, was passiert war, denn gar nichts ausmachte. Ich schüttelte den Kopf, weil ich ja nicht wusste, was passiert war, aber etwas mulmig war mir schon bei dem Gedanken, in die neue Klasse zu kommen, zu Frau Knies, die mich ja irgendwie nicht da haben wollte.

Das sagte ich dann auch – also ich sagte, dass ich vor Frau Knies Angst hatte. Mama überlegte ein bisschen und sagte dann, das läge bestimmt daran, dass Frau Knies bei meinem Anfall einen kräftigen Schreck bekommen hätte. Über die Vorstellung, dass ich meine neue Lehrerin erschreckt hatte, musste ich erst mal lachen, weil wir sonst immer Lehrer erschreckt hatten, um sie zu ärgern. Diesmal wollte ich niemanden ärgern und hatte Frau Knies trotzdem erschreckt.

Dabei verstand ich allerdings nicht, was sie denn so erschreckt haben konnte. Mir war klar, dass ich in der Zeit irgendwie weg war und etwas später wieder aufwachte. Dann tat mir immer die Zunge weh, aber ansonsten hatte ich den Eindruck, eine Zeit lang geschlafen zu haben. Das sagte ich dann auch, und weil Papa schon mal einen Anfall bei mir gesehen hatte, wollte ich von ihm wissen, was daran denn erschreckend sei.

Papa sagte zunächst: „Na ja“, und ich merkte, dass er nicht richtig wusste, wie er anfangen sollte.

Dann holte er tief Luft und sagte: „Also – mit deinen Anfällen ist das so, dass du erst mal da stehst und nichts mehr sagst, auch wenn ich dich frage, und dann fällst du einfach um und wirst ganz steif, und etwas später fängst du dann an zu zucken. Das Zucken wird dann immer doller und hört dann langsam wieder auf. Dabei machst du so ein Geräusch, als ob du keine Luft mehr bekommst und wirst ganz blass oder sogar ein bisschen blau im Gesicht. Wenn das alles vorbei ist, schläfst du dann ganz tief und fest und schnarchst dabei ganz laut. – Na ja – alles in allem sieht das schon komisch aus, und einen Schreck hab ich auch gekriegt. Ich dachte, dass du ... ähem, also dass du davon ... vielleicht sogar ... aber eigentlich auch nicht, weil ich ja wusste, dass...“ Ich wurde ungeduldig und fragte: „Na, was denn?“

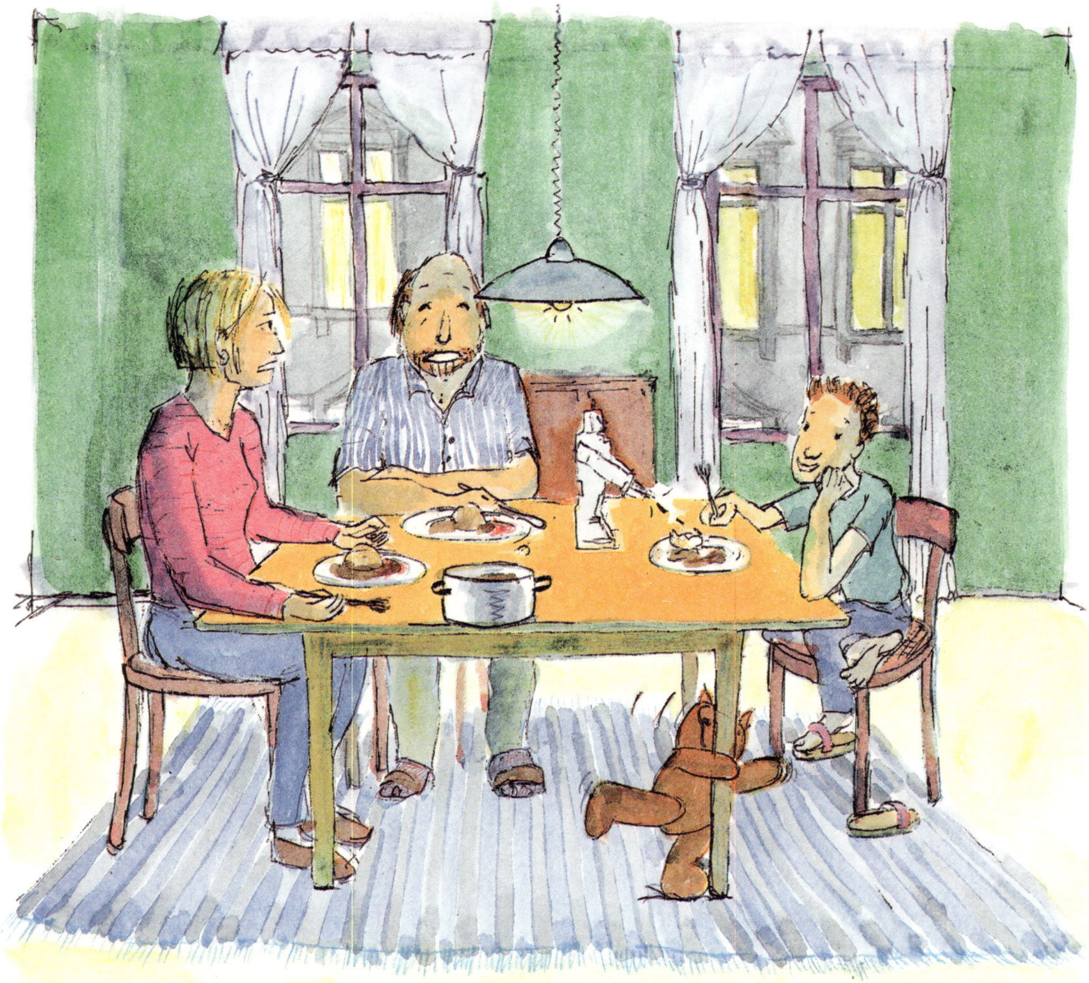

Papa guckte mich besorgt an und sagte dann ganz schnell: „Na ja, dass du vielleicht nicht mehr wach werden würdest."

„Also du meinst, dass ich durch den Anfall tot sein könnte?", fragte ich zurück. Papa sagte, ja, das hätte er gemeint.

Einen Moment lang war es still am Tisch. Dann sagte Mama: „Rolf, also dass du dem Jungen das nun wirklich so ausführlich erzählen musstest, du verängstigst ihn ja." Papa verteidigte sich: „Aber jetzt weiß er wenigstens, wie das aussieht und wovon die anderen sprechen, wenn sie ihn nach seinen Anfällen fragen. Ist doch komisch, er hat die Anfälle, und alle um ihn herum wissen viel mehr darüber als er."

„Vielleicht wollte er es aber gar nicht wissen und macht sich jetzt nur schlimme Gedanken, ohne dass wir überhaupt wissen, ob er jemals noch so einen Anfall bekommt", sagte Mama.

Ich wusste nicht, was ich wissen und was ich nicht wissen wollte. Das war mir in dem Moment auch ziemlich egal. Ich wollte nur, dass Papa und Mama nicht wieder stritten, und das sagte ich dann auch. Außerdem wollte ich in die Schule, Anfall hin oder her. Mir tat das nicht weh – diese Krankheit –, und ich hatte auch keine Angst vor den Anfällen. Sie störten mich nur, weil durch sie plötzlich alles anders geworden war, sich alle Gedanken um mich machten und ich nicht in die Schule konnte.

Überraschenderweise hörten Mama und Papa diesmal auf mich und stritten nicht weiter. Ich dachte deshalb, dass ich viel besser mit Epilepsie bestimmen konnte als ohne. Früher hätte einer von beiden bestimmt gesagt, dass das jetzt zu Ende beredet werden muss, damit es geklärt ist. Heute war das nicht so.

Am nächsten Tag gingen wir zu dem Spezialistenarzt. Es war eine Ärztin, wie sich herausstellte, und als sie mir die Hand gab, sagte sie: „Ich heiße Susanne Gruß, und wie heißt du?" Ich sagte: „Ich heiße Tim" – und weil ich mir das komische Wort endlich merken konnte, sagte ich noch schnell: „Und ich bin Epiträcktiker." Als ich merkte, dass ich mich vertan hatte, konnte ich schon nichts mehr sagen, weil die Ärztin laut lachen musste. Als sie merkte, dass mir das peinlich war, sagte sie: „Mach dir nichts draus. Keiner kann dieses blöde Wort richtig aussprechen, aber du hast dich wirklich lustig versprochen. Epiträcktiker –, das hat so was Außerirdisches, als ob du von einem anderen Stern kommen würdest."

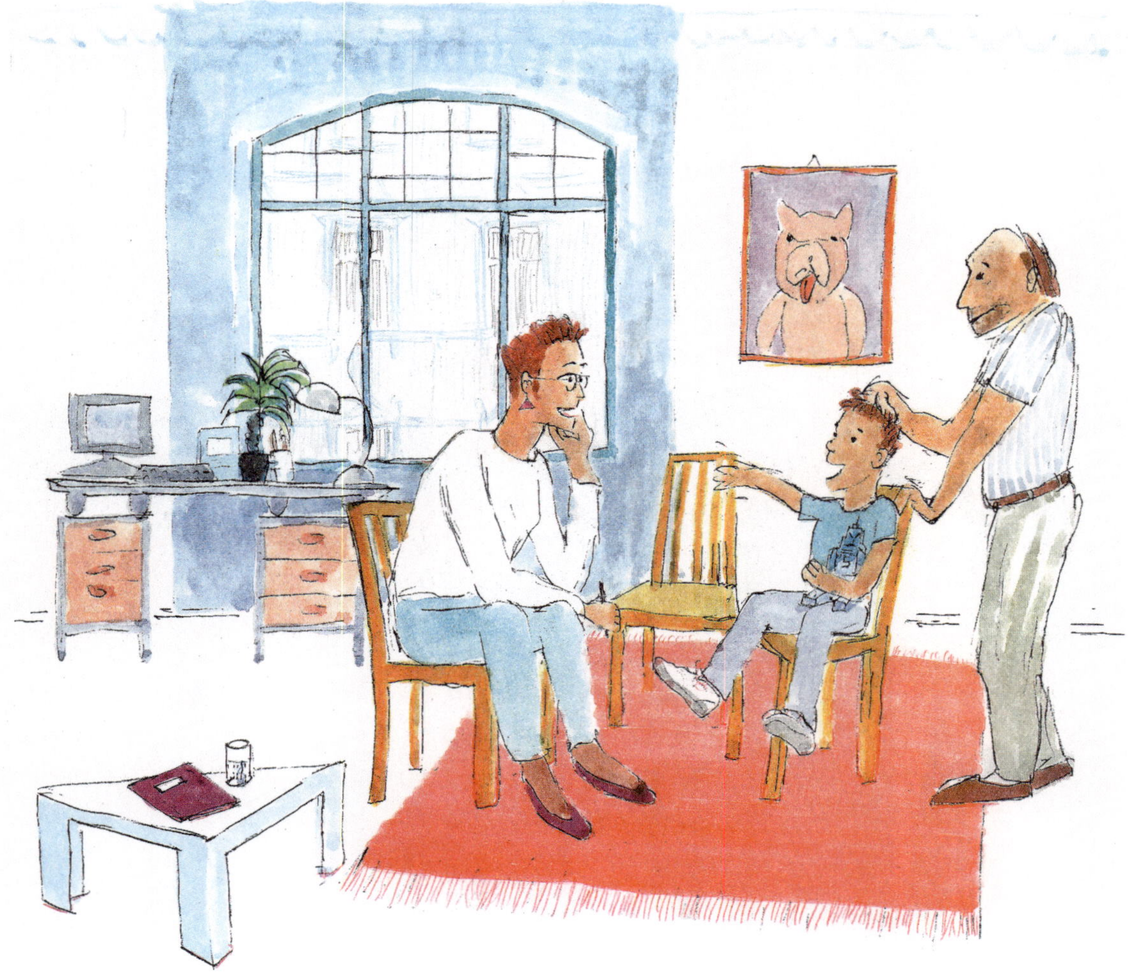

Irgendwie fand ich sie nett, und peinlich war mir jetzt nicht mehr, dass sie gelacht hatte – schließlich war es der Epiträcktikertransformer gewesen, der es mit Hoogan aufnehmen konnte und nicht irgendein Erdling, aber von welchem Stern der jetzt kam, hatte ich mir noch nicht überlegt. Bevor ich dazu was sagen konnte, hatte sie mich dann auch schon gefragt, warum ich denn meinte, dass ich ein Außerirdischer sei.

Ich sagte: „Na ja – außerirdisch bin ich eigentlich nicht. Ich habe nur so komische Anfälle, und deshalb darf ich nicht in die Schule." Sie sagte: „Na klar bist du nicht außerirdisch, und ich hör jetzt mal auf, Quatsch zu machen, und du erzählst mir mal, was das denn für Anfälle sind, die so schlimm sein sollen, dass du nicht mal in die Schule darfst."

Ich fühlte mich ganz wohl bei dieser Ärztin und fragte, ob ich denn Susanne zu ihr sagen dürfte. Sie war einverstanden. Dann erzählte ich Doktor Susanne die ganze Geschichte, also das, was ich davon wusste. Als ich ihr beschrieb, wie das losging, hörte sie ganz besonders gut zu und schrieb sogar was auf, und als ich erzählte, dass Papa den einen Anfall gesehen hatte, fragte sie Papa sehr genau danach, wie der ausgesehen hatte. Sie wollte wissen, woran Papa gemerkt hätte, dass mein Anfall anfing, wie sich mein Gesicht verändert hätte, ob sich meine Augen verdreht hätten, was an mir und wie ich gezuckt hätte, wie lange das gedauert hätte und noch viel mehr, was ich mir nicht so gut merken konnte[5]. Alles schien sehr wichtig zu sein.

Obwohl Papa mir das ja schon ein bisschen erzählt hatte, bekam ich einen kleinen Schreck darüber, wie ich ausgesehen haben soll, und ich versuchte manche Sachen, die Papa beschrieben hatte, heimlich nachzumachen. Ich spannte meinen Arm ganz fest an und guckte auf die Uhr, die an der Wand hing. Aber eine Minute lang hielt ich das nicht durch. Ich konnte nicht verstehen, wie ich das bei dem Anfall geschafft haben soll, weil ich da doch irgendwie geschlafen habe.

Ich hätte gerne ganz viel gefragt, aber so viel Zeit hatte Susanne nun auch wieder nicht. Sie wollte aber noch einiges von mir wissen. Ich sollte ihr sagen, wie ich denn nachts schlief. Ich sagte: „Es geht." Das reichte ihr aber nicht, und ich sollte ihr erklären, wann ich einschlafen würde. Das konnte ich nicht so genau sagen, aber ich erzählte ihr von den Zügen, die mich immer wach hielten, und dass ich oft an zu Hause denken müsste.

Susanne interessierte das alles. Als ich fertig war, sagte sie, dass ausreichender, regelmäßiger und ungestörter Schlaf bei vielen Epilepsiekranken sehr wichtig sei, damit sie keine Anfälle mehr bekämen.

Dann fragte sie Papa, ob wir in unserer Wohnung nicht ein ruhigeres Zimmer hätten. Papa sagte: „Ja, schon, aber ..." Weiter kam er nicht, weil Susanne dann schon gefragt hatte, ob denn das nicht mein Kinderzimmer sein könnte.

Papa sagte: „Im Prinzip schon, nur ...", doch er kam wieder nicht weiter, weil Susanne sagte, dass ich Schlaf bräuchte, weil das zunächst die beste Medizin sei.

Im Übrigen würde sie davon ausgehen, dass ich epileptische Anfälle gehabt hätte. Deshalb sei ich aber kein „Epileptiker", sondern ich hätte vielleicht eine Epilepsie. Ich hätte ja schließlich auch Masern oder Grippe gehabt und sei deshalb kein „Grippiker" oder „Masiker" gewesen.

Über diese komischen Krankheitsnamen mussten wir lachen, und ich fand das Wort „Epileptiker" plötzlich doof und beschloss, es wieder zu vergessen – jetzt, wo ich es gerade gelernt hatte.

Dann waren wir so gut wie fertig. Susanne wollte von Papa noch wissen, ob schon so eine elektrische Untersuchung gemacht worden sei, die EEG heißt, und wollte sich angucken, wie die ausgesehen hat. Dazu musste sie mit dem Krankenhaus telefonieren.

Papa wollte noch wissen, wie das mit den Verboten sei, von denen der andere Arzt gesprochen hatte. Dazu sagte Susanne, ich solle nicht ohne Begleitung schwimmen und nicht in tiefem Wasser, weil das wirklich gefährlich sei. Ich könne nämlich bei einem Anfall nicht husten, wenn Wasser in meine Lungen käme, und könne dann im schlimmsten Fall sehr schnell ertrinken. Deshalb solle auch beim Baden jemand bei mir sein oder ich solle einfach duschen, aber die anderen Dinge seien nicht so gefährlich. Ich musste Susanne nur versprechen, dass ich bei dem komischen Gefühl, das sie „Aura“ nannte, vom Fahrrad absteigen würde. Deshalb sollte ich auch nicht ganz so hoch auf Bäume klettern und beim Fahrradfahren lieber einen Helm tragen.

Das fand ich nicht sooo schlimm, denn Bäume gab's bei uns in der Nähe sowieso kaum, und aufs Fahrradfahren hatte ich bei den vielen Autos keine Lust. Den Helm wollte ich aber trotzdem, weil ich mir den schon lange gewünscht hatte. Ich war also einverstanden und versprach es.

Papa war etwas irritiert und fragte nach einem Rezept oder nach Medikamenten und hätte darüber beinahe wieder das Attest vergessen, wenn ich es ihm nicht gesagt hätte. Susanne sagte, dass sie erst mal ein ruhiges Kinderzimmer verordnen würde, und das gäbe es leider nicht auf Rezept in der Apotheke. Mit Tabletten wollte sie noch abwarten, weil ich die ja immer noch nehmen könne[6].

Dann konnten wir gehen und hatten endlich das Attest für meine Schule. Als wir schon fast aus dem Zimmer raus waren, fing Papa noch mal an, mit Susanne zu reden. Er sagte, der Umzug sei für mich ja eine arge Belastung gewesen, und ich hätte mich bestimmt erschreckt, als ich plötzlich so alleine im Baumarkt war, und ob das denn nicht der Grund für die Krankheit sein könne.

Da wurde Susanne sehr nachdenklich, und nach einer kleinen Pause sagte sie: „Vielleicht sind die Anfälle dadurch ausgelöst worden.“ Aber der Grund dafür, dass ich überhaupt Anfälle hätte, seien Nervenzellen in meinem Kopf, die in solchen Augenblicken nicht das täten, was sie sollten. Papa und Mama sollten sich deshalb bloß nicht einreden, dass sie an meinen Anfällen schuld wären, weil das nämlich erstens nicht stimme und zweitens gar nichts ändern könne. Mir könnten sie damit jedenfalls überhaupt nicht weiterhelfen. Sie sollten lieber bald dafür sorgen, dass ich in Ruhe schlafen könnte.

Und dann sagte sie noch, dass der erste Anfall auch auf einer langen Autofahrt nach Sizilien hätte passieren können, und Autofahrt nach Sizilien oder Umzug nach Berlin, das sei Jacke wie Hose. Und schließlich würde sie auch niemandem empfehlen, nicht mehr in Urlaub zu fahren oder nicht mehr umzuziehen, weil Kinder oder Eltern deshalb einen epileptischen Anfall kriegen könnten. Dann zwinkerte sie mir mit einem Auge zu und sagte zu meinem Vater: „Nee, nee, reden Sie sich bloß nix ein, und lassen Sie die Anfälle mal vor allem Tims und meine Sorge sein. Damit kommen wir schon klar, nicht wahr, Tim?“ Ich nickte, nahm Papa an die Hand und zog ihn aus der Praxis.

Ich war sehr froh nach dem Besuch bei Susanne und hatte das Gefühl, gar nicht so schlimm krank zu sein. Ich musste ja nicht mal Tabletten nehmen, und die vielen Sachen, die mir der eine Arzt verbieten wollte, konnte ich nun doch machen, und vor allem konnte ich endlich in die Schule. Ich wollte nur noch wissen, wo eigentlich Sizilien ist, und versuchte auf der Straße mit einem Auge zu zwinkern. Aber so gut wie Susanne bekam ich das nicht hin. Deshalb nahm ich mir vor, bis zu meinem nächsten Besuch Zwinkern zu üben.

Als ich an die Schule dachte, fiel mir Frau Knies ein, die ja noch gar nicht wusste, dass ich in der Zwischenzeit noch einen Anfall bekommen hatte. Das erzählte ich meinen Eltern. Die wollten auch nicht, dass meine Lehrerin sich so viele Gedanken macht. Deshalb beschlossen sie mit mir, dass der zweite Anfall ein Geheimnis bleiben solle.

Ich war beruhigt, und trotzdem musste ich abends auf der Couch in Papas Arbeitszimmer, das am Wochenende mein Kinderzimmer werden sollte, daran denken, dass wieder mal alles anders war. Sonst musste ich lügen, um nicht in die Schule zu müssen. Jetzt sollte ich nicht die ganze Wahrheit erzählen, damit ich wieder in die Schule gehen konnte. Komisch war das schon.

Und ein neues Zimmer bekam ich auch, weil Susanne das Papa befohlen hatte, und weil Mama auch gleich der Meinung war, das sei gut für mich, weil Schlaf ja, wie Papa selbst mal gesagt hatte, die beste Medizin sei. Da konnte er nichts mehr sagen und musste einwilligen. Ein ganz schön großes Zimmer war das, in dem ich meine Eisenbahn aufbauen konnte. Die konnte dann nachts im Kreis fahren, und ich konnte vom Bett aus zugucken. Bei der Idee war mir dann auch egal, dass ich die Fernzüge nicht mehr beobachten konnte.

Als ich am nächsten Tag in die Schule ging, hatte ich mir vorgenommen, auf keinen Fall einen Anfall zu bekommen. Frau Knies begrüßte mich sehr freundlich, was ich schon fast komisch fand. Die anderen Kinder guckten mich an, als ob ich ein Außerirdischer wäre. Ich tat so, als ob ich das nicht merkte.

Als die Pause anfing, hatte ich gar keine Lust, auf den Hof zu gehen, weil ich Angst hatte, ganz alleine zu sein, aber alle Kinder mussten, wie Frau Knies laut sagte, die Klasse verlassen. Also ging ich auch runter. Der Hof war schön. Da gab es Tischtennisplatten und Basketballkörbe, und ich beschloss, demnächst meine Tischtenniskelle oder meinen Basketball mitzubringen. Dann konnte ich mit anderen spielen.

Als ich zuguckte, was die anderen so machten, kam plötzlich ein Mädchen aus meiner Klasse auf mich zu. Sie hieß Mareike. Erst war ich schüchtern, weil ich es komisch fand, dass ausgerechnet ein Mädchen mit mir reden wollte. In Heimelskirchen haben wir Jungs dann immer gelacht und gerufen: „Liebespaar, küsst euch mal, auf den Mund, ist gesund!“ Gut fand ich den Spruch nicht, aber peinlich war das schon. Hier in Berlin rief erst mal keiner, und Mareike war echt nett. Deshalb hörte ich dann auch auf, schüchtern zu sein. Sie wollte wissen, wo ich wohnte. Ich musste richtig überlegen, damit mir die Adresse einfiel. Erst wollte ich die Straße in Heimelskirchen sagen, aber dann fiel mir zum Glück die Thomasiusstraße ein.

Mareike wohnte gar nicht weit weg und wollte wissen, ob ich in dem duften gelben Haus mit dem Kopf im Dach wohnen würde. Gelb war das Haus, aber der Kopf, von dem Mareike sprach, war mir noch nicht aufgefallen. Mareike sagte: „Doch, doch, doch, da ist ein Kopf ganz oben mit einem großen Mund, in dem immer die Tauben sitzen. Mensch, das ist stark. In das Haus wollte ich immer schon mal“, und sie beschloss, mich bald zu besuchen.

Dann wollte sie aber noch wissen, was denn los gewesen sei, als ich zum ersten Mal in der Schule war. Ich sagte nur: „Och, nichts Besonderes.“ Mareike fand aber schon, dass das irgendwie besonders war, und sagte dann: „Ich glaube, du hattest einen Anfall.“

Ich war ziemlich durcheinander und konnte mir nicht erklären, woher sie das wusste. Deshalb fragte ich. Da erzählte sie mir, dass ihr großer Bruder auch mal so eine Krankheit hatte. Dabei hätte er auch Anfälle gehabt, bei denen immer die Beine und Arme zuckten. Das hätte nämlich so ähnlich ausgesehen wie bei mir, und deshalb hätte sie sich das gedacht.

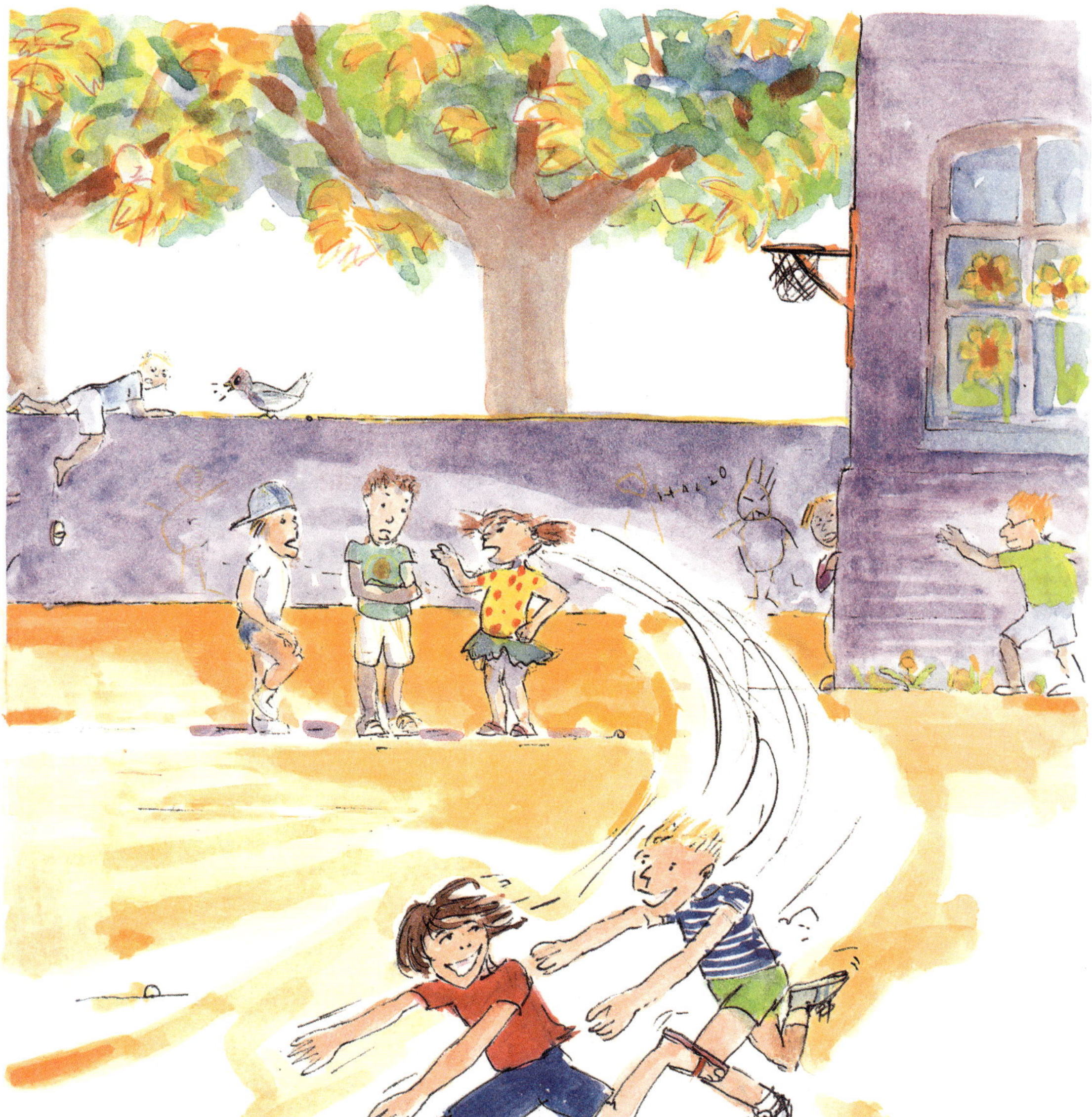

Mir war peinlich, dass ich das verheimlichen wollte, und erst jetzt wurde mir klar, dass alle Kinder in der Klasse meinen Anfall gesehen hatten. Darüber hatte ich bisher gar nicht nachgedacht. Ich sagte dann Mareike, dass ich nicht wusste, wie das aussah, weil ich nämlich gar nichts mitgekriegt hatte und erst im Krankenhaus wieder wach geworden war.

In dem Augenblick kam ein Junge aus unserer Klasse mit einer blauen Schirmmütze zu uns. Das war Tobias. Er wollte wissen, wie der Krankenwagen von innen aussah und ob wir richtig mit Blaulicht gefahren seien. Ich freute mich, weil jetzt auch ein Junge gekommen war, überlegte nicht lange und fing gleich an zu erzählen, wie es im Krankenwagen ausgesehen habe und wie schnell wir gefahren seien usw. Ich wusste das so ungefähr, weil wir nämlich in Heimelskirchen mal die Feuerwehr besucht hatten und dabei auch in den Krankenwagen reingucken konnten.

Tobias war von meiner Geschichte begeistert und konnte gar nicht genug kriegen. So erzählte ich dann von Spritzen und Atemmasken, und die Fahrt im Krankenwagen wurde zu dem tollsten Abenteuer, das ich jemals erlebt hatte. Zwischendurch guckte ich zu Mareike. Die schaute mich komisch an und streckte mir kurz die Zunge raus.

Da fiel mir ein, dass ich ihr verraten hatte, dass ich ja erst im Krankenhaus wieder wach geworden war, und ich begann zu stottern. Aber Mareike verriet mich nicht, sondern ging zu ihren Freundinnen zum Seilchenspringen. Das fand ich echt nett von ihr, und zum Glück klingelte es dann, so dass ich mein Lügenabenteuer nicht mehr weitererzählen musste. In der nächsten Pause spielte ich mit Mareike und Tobias Fangen.

Als ich von der Schule nach Hause kam, guckte ich erst mal an unserem Haus hoch, und wirklich, ganz oben, fast direkt unter dem Dach, war ein großer Kopf mit offenem Mund[7]. Ich staunte nicht schlecht und wunderte mich, dass er mir bisher nicht aufgefallen war.

Ich freute mich schon darauf, Mareike zu erzählen, dass ich wirklich in dem Haus wohnte, und war mir sicher, dass sie mich besuchen würde, obwohl sie mich wegen der „Krankenwagengeschichte“ bestimmt für einen Angeber hielt.

Beim Mittagessen erzählte ich Mama, dass ich zwei Freunde gefunden hätte, und als ich nach dem Essen in meinem Zimmer mit dem Epiträcktiker spielte, dachte ich darüber nach, ob ich ohne Anfall genauso schnell jemanden kennen gelernt hätte.

Am nächsten Morgen in der Schule erzählte ich Mareike, dass ich wirklich in dem Haus mit dem großen Kopf wohnte, und war gespannt, was sie sagen würde. Sie schüttelte den Kopf und sagte gaaanz langsam, so wie viele Berliner reden: „Ick glooob det nich, da wohnt der in so eener jeilen Hütte und merkt det ja nich.“

Dann wollte sie von mir noch wissen, ob das auch wirklich nicht geflunkert sei. Ich sagte: „Bei meiner Krankheit, die mich kurz taub und blind werden lässt, ich lüge nicht.“

Danach mussten wir beide lachen, und ich wunderte mich selbst über den coolen Spruch, der mir eingefallen war. Mareike beschloss, gleich heute Nachmittag vorbeizukommen. Ich freute mich sehr und war außerdem sicher, dass sie Tobias unser Geheimnis nicht verraten würde.

Zu Hause traute ich mich nicht, meiner Mutter zu erzählen, dass ich mich mit Mareike verabredet hatte. Am liebsten hätte ich es geheim gehalten. Aber das ging natürlich nicht. Als es klingelte, war Mama dann auch ausgerechnet zuerst an der Tür. Ich blieb in meinem Zimmer und tat so, als ob nichts Besonderes wäre. In Wahrheit war ich aber gespannt wie ein Flitzebogen, ob es wirklich schon Mareike wäre. Als Mama dann rief: „Timmi, Tiiimmi, da möchte dich eine junge

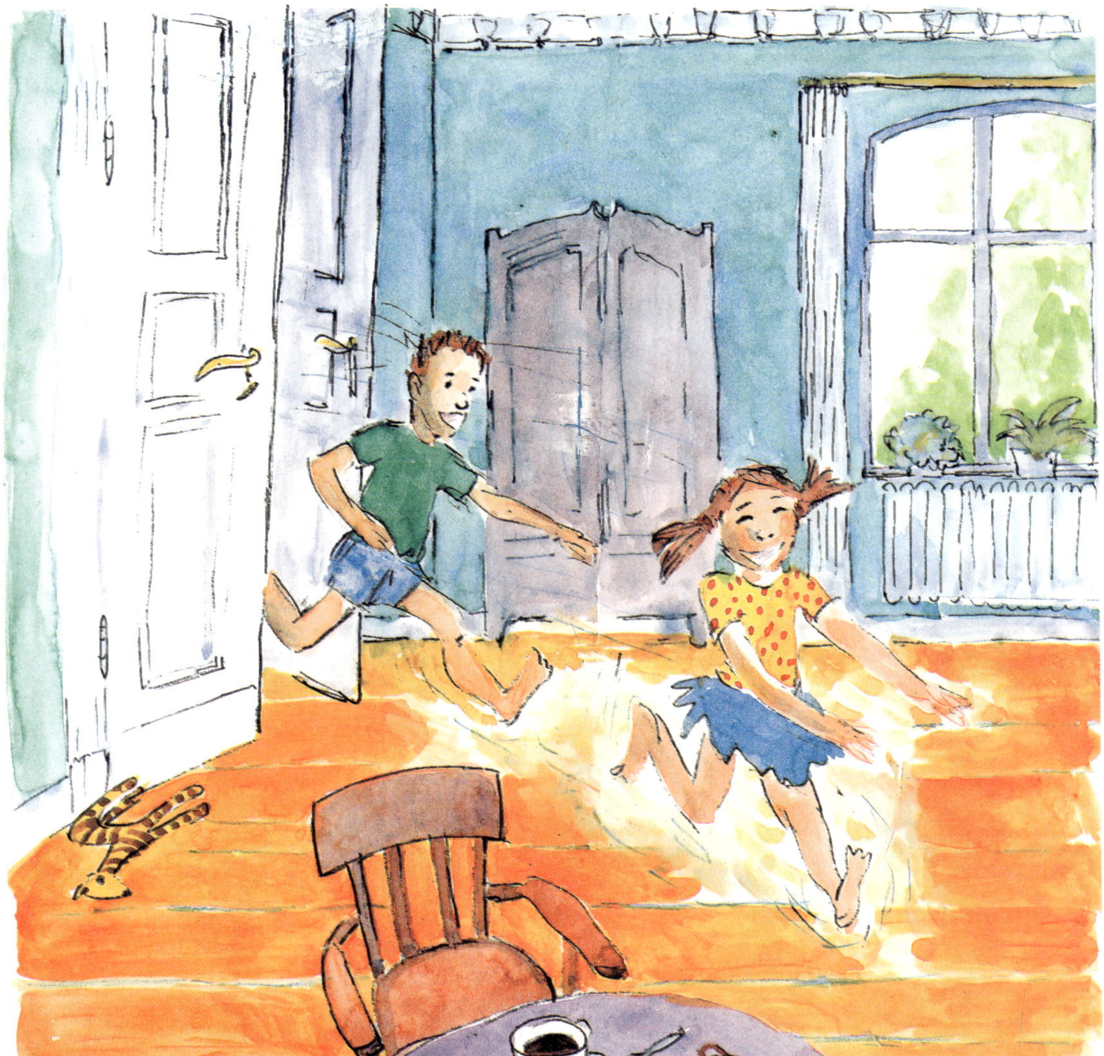

Dame besuchen!", wusste ich es und kam mit so einem heißen Gefühl, von dem man rote Ohren bekommt, aus meinem Zimmer.

An der Tür sagte ich dann nur: „Ach, du bist es" und musste aufpassen, dass ich mich nicht verschluckte, obwohl ich gar nichts gegessen hatte. Mareike sagte gar nichts, und als Mama dann den Vorschlag machte, dass ich ihr doch mal mein Zimmer zeigen könne, sagten wir beide ganz schnell „au ja!" und machten erst mal die Tür hinter uns zu. Da haben wir dann zusammen meine Spielsachen angeguckt.

Das meiste hatte sie auch oder kannte es oder hatte noch was Größeres davon. Manchmal hab ich ihr das nicht ganz geglaubt und fand sie dann auch ein bisschen angeberisch, aber das war egal, weil ein bisschen angeben auch irgendwie Spaß macht.

Später brauchten wir dann die Spielsachen auch gar nicht, sondern alle Kissen und Decken aus dem Wohnzimmer, weil wir nämlich eine Höhle auf einer Seeräuberinsel bauen mussten, und dann haben wir noch Nachlaufen in der ganzen Wohnung gespielt.

Das ging mit Mareike alles super gut, und sie hat nicht mal geweint, als sie sich am Tisch den Kopf stieß. Trotzdem haben wir danach dann aufgehört, weil Mama das Spiel zu wild wurde.

An einem anderen Tag kam mich Tobias besuchen oder ich besuchte ihn oder Mareike, und öfter machten wir auch was zu dritt, und wenn Sabine, eine Freundin von Mareike, noch dabei war, dann waren wir sogar vier. Einmal sind wir vier ohne Eltern ins Kino gegangen, oder wir waren Rudern auf dem Neuen See im Tiergarten, und bei schlechtem Wetter gingen wir oft in die Bücherei, in der wir auch Kassetten ausleihen können. Die haben wir dann bei einem von uns zu Hause gehört.

Das komische Gefühl schien weg zu sein, und ich hätte die Krankheit mit dem schwierigen Namen vergessen, wenn mich mein toller orangefarbener Fahrradhelm, auf den ich ganz schön stolz war, nicht hin und wieder daran erinnert hätte. Nur dass ich nicht schwimmen durfte, weil Mama und Papa da zu große Angst hatten – und das mitten im Sommer –, war echt traurig. Selbst wenn Mareike, Sabine und Tobias versprachen, auf mich aufzupassen, blieb es verboten. Deshalb war ich dann manchmal, wenn es ganz heiß war, allein und langweilte mich. Dann fand ich Berlin wieder doof, weil es da kaum schattige, kühle Plätze gibt.

Wenn die Sonne im Sommer ganz doll scheint, wird alles heiß und staubig. Die Schule ist dann zwar früher aus, aber was soll man machen in einer heißen, staubigen Stadt, wenn man nicht schwimmen gehen darf? Auch nachts wurde es nicht kühl, und manchmal habe ich geschwitzt, selbst wenn ich ohne Decke schlief. Überhaupt war es schwer einzuschlafen, weil es so lange hell blieb und die Züge wieder laut waren, wenn in meinem Zimmer das Fenster offen blieb. Deshalb war ich oft müde in der Schule.

Einmal, als alle Kinder nach dem Klingeln schon auf den Hof gelaufen waren und ich noch Stefans Tasche einpacken musste, die ich ihm ausgeschüttet hatte, weil er mir vorher meinen Bleistift zerbrochen hatte, kam Frau Knies zu mir. Sie wollte wissen, wie es mir in Berlin gefiele, und fand es toll, wie gut meine Tabletten helfen würden, weil ich ja gar keinen Anfall mehr bekommen hätte. Als ich ihr dann sagte, dass ich gar keine Tabletten nahm, war sie sehr komisch. Sie sagte: „Aber deine Eltern waren mit dir doch bei einer Spezialistin." Ich sagte: „Ja, aber Susanne hat gesagt, ich bräuchte keine Tabletten, sondern nur ein großes Kinderzimmer, in dem ich besser schlafen kann."

Frau Knies war jetzt richtig durcheinander und sagte: „So, so, ein großes Kinderzimmer, und wer ist denn überhaupt Susanne?" Ich sagte: „Na, die Spezialistenärztin", aber Frau Knies schien mir nicht zu glauben, und ich hatte wieder das Gefühl, dass sie mich nicht mochte.

Als abends dann unser Telefon klingelte, dachte ich mir schon, dass es meine Lehrerin sein könnte. Und so war es dann auch. Mama ging ran, und als sie dann wieder „Ach, Sie sind es, Frau Knies" sagte, blieb ich in der Nähe, um alles mitzuhören. Mama sagte: „Ja, das ist richtig, er bekommt kein Medikament, weil die Ärztin das noch nicht für nötig hielt."

Nach einer Pause, in der Frau Knies geredet hatte, sagte Mama dann: „Ja, da bin ich auch überfragt, das müssten Sie die Ärztin fragen ... Natürlich kann ich Ihre Sorge verstehen, das ging uns ja auch nicht anders, aber es scheint nicht so schlimm zu sein ... Was wir denn erzählt hätten, damit er das Attest bekommt? ... Das verstehe ich nicht, was meinen Sie damit? ... Susanne? Ich kenn keine Susanne, und ich weiß nicht, was Ihnen der Junge da erzählt hat."

Das war jetzt ziemlich blöd, weil Mama ja nicht wusste, dass ich zu der Ärztin Susanne sagen durfte, und deshalb ging ich ins Wohnzimmer und versuchte, es ihr zu sagen. Aber Mama war ziemlich genervt oder aufgeregt und winkte nur hektisch mit dem Arm, womit sie immer sagte, dass ich meinen Mund halten sollte.

Das tat ich dann leider auch, und Mama machte jetzt was ganz Dummes. Plötzlich sagte sie nämlich: „Wieso meinen Sie, dass wir nicht wissen können, wie schlimm so ein Anfall ist, mein Mann hat doch auch einen miterlebt und hat deshalb nicht gleich einen Aufstand gemacht."

Jetzt hatte Mama Streit angefangen und dabei außerdem unser Geheimnis verraten. Plötzlich hatte ich Tränen in den Augen und war total wütend auf Mama. Die wurde dann auch noch leise am Telefon und musste zugeben, dass wir das mit dem zweiten Anfall Frau Knies gar nicht erzählt hatten.

Mehr hörte ich nicht, weil ich keine Lust mehr hatte zuzuhören. Ich rannte in mein Zimmer und schmiss mit einem lauten Knall die Tür hinter mir zu. Kurze Zeit später kam Mama herein. Sie blieb an der Tür stehen und sagte nichts. Ich musste weinen und war sauer, und als sie gar nichts tat, hab ich sie dann irgendwann angebrüllt, dass Susanne die Spezialistenärztin ist und dass ich sauer bin, weil Mama das Geheimnis verraten hat.

Als ich so brüllen musste, wurde Mama dann auch sauer. Sie schrie zurück, woher sie denn ausgerechnet wissen solle, dass die Ärztin Susanne heißt bei den ganzen Sabines und Mareikes, die bei mir täglich ein und aus gehen würden, und seit wann sich denn überhaupt Ärzte mit Vornamen anreden lassen. Das sei ja ganz neu, und solche Neuigkeiten würden ihr wohl sowieso nicht erzählt, und bei all dieser Geheimniskrämerei würde ja keiner mehr durchblicken, was man denn nun sagen darf und was nicht. Danach schmiss dann Mama die Tür zu und war verschwunden.

Ich blieb allein in meinem Zimmer und war so traurig und wütend, dass ich am liebsten gestorben wäre, und plötzlich war ich neugierig, ob das komische Gefühl nicht kommen würde. Wenn ich jetzt einen Anfall bekommen hätte, dann würde Mama ja sehen, wie gemein sie gewesen war, und fast wünschte ich mir, dass das Gefühl käme, aber es kam an diesem Abend nicht.

Die Nacht war besonders heiß. Ich konnte nicht schlafen, auch weil ich Angst vor der Schule hatte. Ich versuchte, an Tobias, Mareike und Sabine zu denken, aber immer wieder tauchte Frau Knies vor meinen Augen auf.

Mit Mama hatte ich mich wieder vertragen, aber das änderte nichts daran, dass meine Lehrerin unser Geheimnis kannte. Ich hatte Angst, wieder von dem dicken Herrn Müller zu träumen, der mich aus der Schule gejagt hatte, und traute mich kaum, die Augen zuzumachen. Irgendwann müssen mir die Augen aber zugefallen sein, denn ich wurde erst wieder wach, als es schon hell war und die Vögel im Hof Krach machten.

Nachts hatte es angefangen zu regnen. Der Himmel war ganz grau. Das freute mich ein bisschen, weil meine Freunde bei dem Wetter bestimmt nicht schwimmen gehen würden. Als ich aufstand und zum Klo ging, wurde meine Mutter auch wach. Sie wollte, dass ich noch mal ins Bett ging, weil es noch ganz früh war, aber ich war froh, dass die Nacht endlich vorbei war.

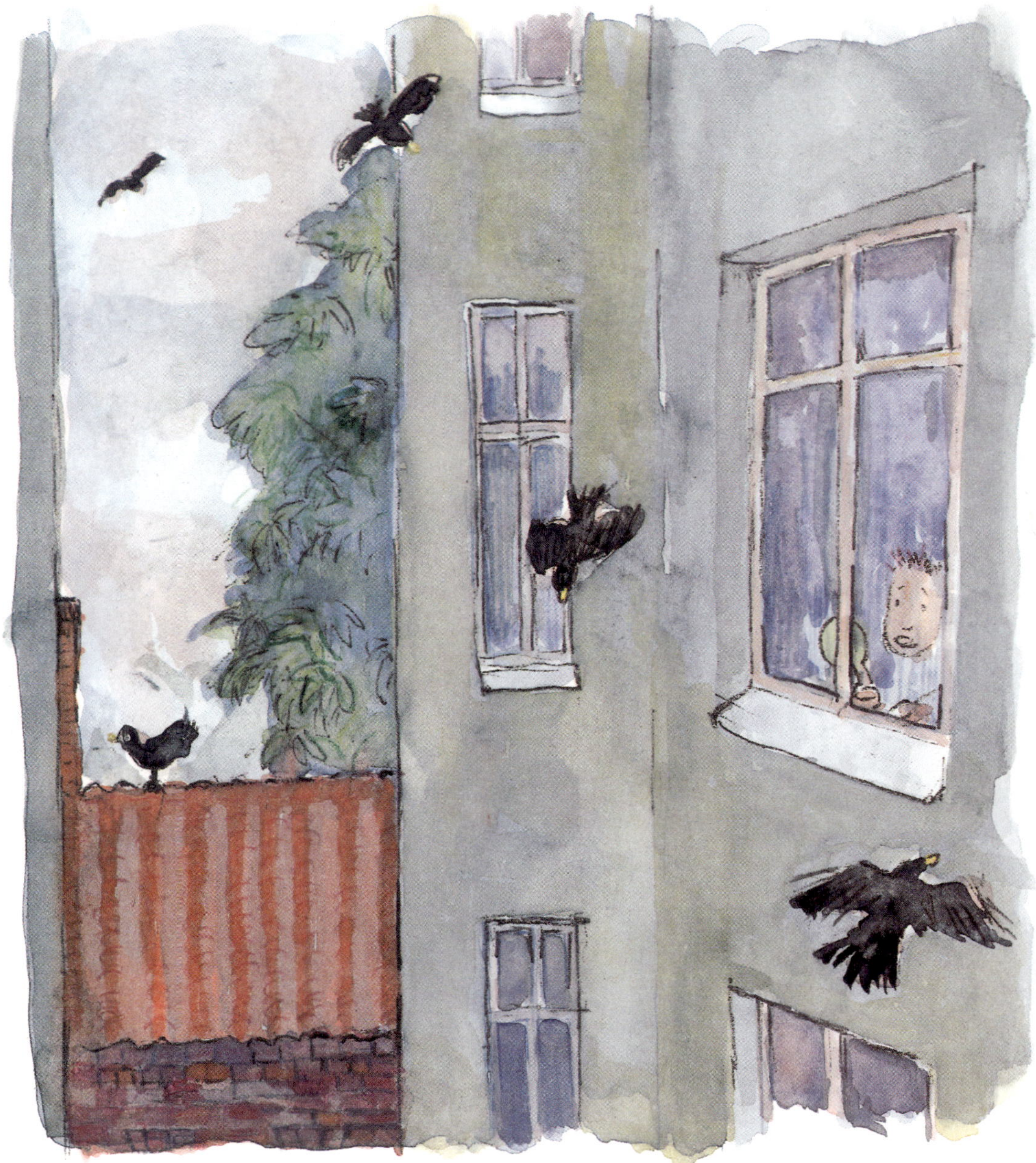

Ich spielte noch ein bisschen im Zimmer, bis das Frühstück fertig war. Nach dem Frühstück packte ich meine Sachen zusammen. Weil ich mehr Zeit hatte als sonst, überlegte ich, was ich außer meinen Büchern und Heften noch mitnehmen könnte. Dabei viel mir ein, dass ich mir mal vorgenommen hatte, eine Tischtenniskelle für den Hof mitzunehmen. Zufällig hab ich sie dann in der Kiste gefunden, in die sie reingehörte, und sogar ein Ball war dabei. Heute denke ich manchmal, dass es vielleicht besser gewesen wäre, wenn ich die Kelle an dem Morgen nicht gefunden hätte.

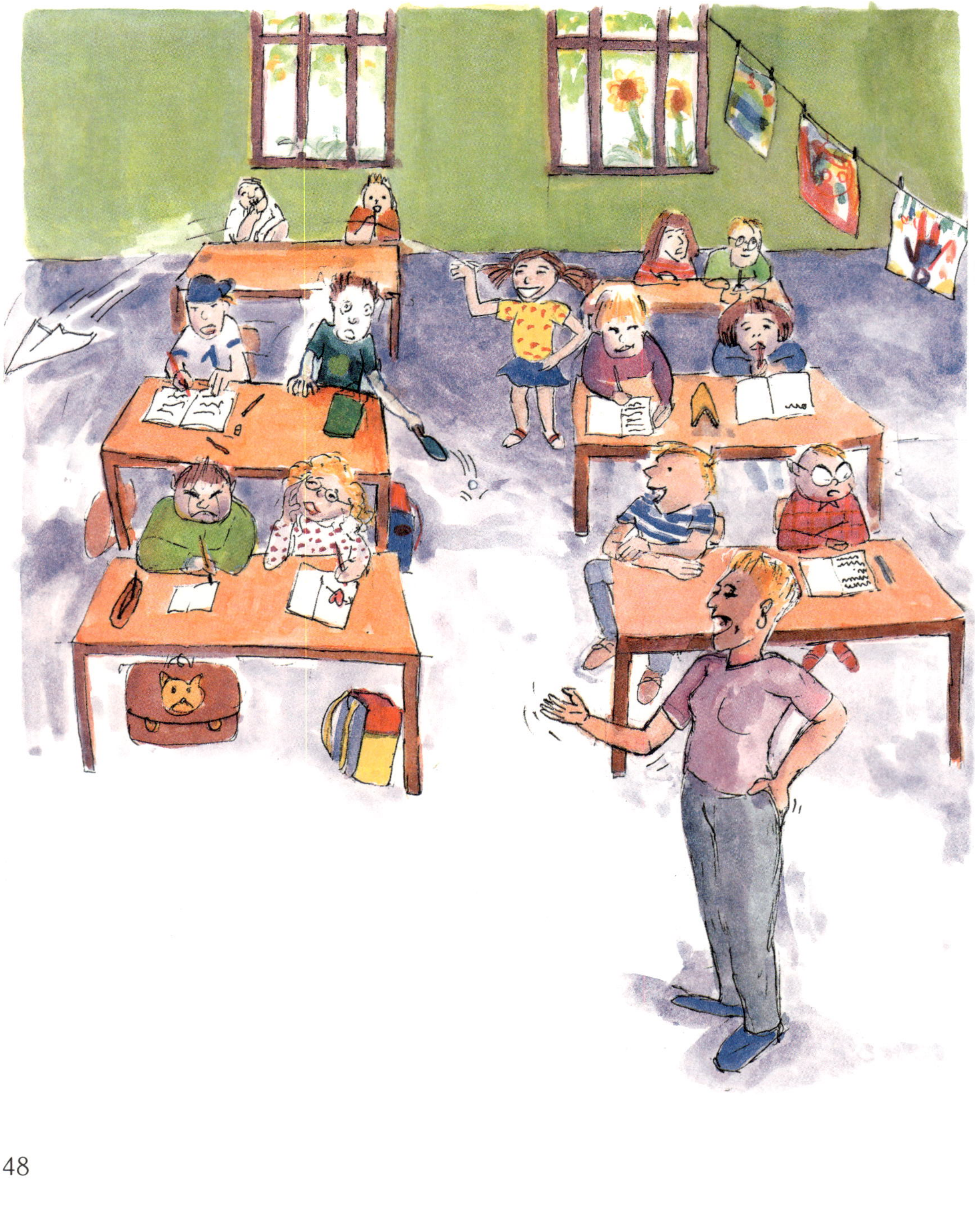

In der Schule hatten wir in der ersten Stunde Mathe bei Frau Knies, und weil ich, wie ihr schon wisst, ziemlich gerne rechne, bin ich immer schnell mit den Aufgaben fertig. Das ist toll, weil die, die schon fertig sind, dann was anderes machen können. Frau Knies nennt das „freie Beschäftigung". Meistens rechnen wir dann besonders schwierige Aufgaben von einem Extrazettel oder können auch was malen, wenn uns das Rechnen an dem Tag mal keinen Spaß macht, und so ein Tag war heute. Auf Nachdenken hatte ich keine Lust, weil ich müde war, und mir fiel auch nichts ein, was ich hätte malen können.

Als ich mich so langweilte, dachte ich an die Tischtenniskelle, die ich in meiner Tasche hatte, und ich bekam Lust, den Ball ganz lange hoch zu halten. Das hatte ich in Heimelskirchen immer gespielt, wenn ich keinen zum Tischtennisspielen gefunden hatte oder wenn alle Platten besetzt waren. Weil das oft passierte, konnte ich „Hochhalten" ziemlich gut, und deshalb wollte ich das den anderen Kindern in der Klasse und vor allem Mareike gerne zeigen, auch wenn das ein bisschen angeberisch war.

Bis zur Pause dauerte es noch lange, und weil ich mich irgendwie beschäftigen wollte, beschloss ich, die Kelle auszupacken und „Hochhalten" zu spielen. Was war denn schon dabei? – Schließlich sollten wir uns frei beschäftigen, und ich konnte wirklich nicht wissen, dass Tischtennisspielen eigentlich verboten war.

Kaum hatte ich angefangen, fing Mareike an zu lachen und Stefan, die Petze, rief: „Frau Knies, Frau Knies, gucken Sie mal, der Tim spielt Tischtennis! Darf der das denn überhaupt?"

Frau Knies guckte mich mit offenem Mund an und fing plötzlich an zu schreien. „Was für eine Unverschämtheit!", konnte ich noch verstehen, und ich bekam einen kleinen Schreck.

Jetzt weiß ich nicht mehr, ob ich mich erschrocken habe, weil Frau Knies geschrien hat oder weil ich spürte, dass plötzlich das komische Gefühl wieder da war.

Alles war irgendwie wieder weit weg. Ich sah, wie Frau Knies den Mund auf- und zumachte, aber ich konnte nicht mehr verstehen, was sie sagte. Auch der Ball rollte ganz merkwürdig und langsam weg, ohne dass ich was dagegen machen konnte.

Ich konnte noch sehen, dass Mareike aufgehört hatte zu lachen und dass Frau Knies durch den Gang auf mich zukam. Dann war wieder alles schwarz vor meinen Augen.

Als ich wieder im Krankenhaus wach wurde, da hab ich mir dann schon gedacht: „Was? Schon wieder? So ein Mist!“ Komischerweise war dieses Mal Tobias bei mir, den ich nach und nach erkennen konnte. Ich wusste erst wieder gar nicht, wie wir dahin gekommen waren. Ich fragte dann auch: „Was machen wir denn hier?“

Tobias war froh, dass ich endlich wach geworden war, und fing gleich an zu erzählen. Er war ganz aufgeregt und redete von einem Krankenwagen, der gebraust sei wie die Feuerwehr, so dass in den Kurven die Reifen gequietscht hätten. Er hätte sich kaum festhalten können. Alles sei genauso gewesen, wie ich es erzählt hätte, und es sei so schade gewesen, dass ich dabei die ganze Zeit geschlafen hätte. Und Spritzen seien da gewesen und Masken ... Ich fragte: „Was für Masken?“, und Tobias sagte: „Na, die Sauerstoffmasken!“

Irgendwie war es schön, dass er da war, aber ich hatte keine Lust, mich über Abenteuer zu unterhalten, die ich nicht erlebt hatte. Ich wollte eher wissen, was los war und warum wir uns ausgerechnet im Krankenhaus verabredet hätten, weil es doch zu Hause viel schöner sei.

Tobias guckte mich entgeistert an und fing an zu lachen. Er fragte: „Ja, weißt du denn gar nicht mehr, dass du wieder mitten im Unterricht einen Anfall gehabt hast?“ Ich wusste es nicht mehr. Deshalb sollte Tobias alles erzählen, und er erzählte von der Mathestunde bei Frau Knies und wie ich die Tischtenniskelle ausgepackt hätte, und wie alle gelacht hätten, und wie Stefan mich verpetzt hätte, und wie Frau Knies dann erst mich angeschrien hätte und dann, als ich schon auf dem Boden lag, nur noch laut HILFE, HILFE geschrien hätte. Tobias konnte Frau Knies so lustig nachmachen, dass wir beide laut lachen mussten, obwohl mir dabei Kopf und Zunge weh taten.

Plötzlich riss ein älterer Mann in weißen Kleidern die Türe auf und fing gleich an, mit uns zu schimpfen. Er sagte, dass es überhaupt nicht komisch sei, in einem Krankenhaus nach Hilfe zu schreien und sich dann darüber lustig zu machen, wenn jemand kommt und nachschaut, was los ist. Wir wollten das erklären, aber der Mann in Weiß ließ sich nicht unterbrechen. Er schimpfte weiter, dass es hier nämlich auch wirklich kranke Leute gäbe, die seine Hilfe dringend bräuchten, und wer wir denn überhaupt seien und wie wir hier reingekommen seien. Darauf antwortete Tobias: „Na, mit dem Krankenwagen“, weil es ja auch so gewesen war.

Der Mann war im ersten Augenblick irgendwie verdutzt und wollte das nicht glauben. Dabei sah er sehr komisch aus, und weil meine Zunge von dem Anfall wieder wehtat und ich mir nicht darauf beißen konnte, was ich sonst schon mal mache, wenn ich lachen kann, aber nicht lachen will, musste ich einfach loslachen. Ich fand das alles einfach witzig. Und weil ich lachen musste, fing Tobias auch an, und weil wir lachen mussten, fing der Mann wieder an zu schimpfen.

Zum Glück kam in diesem Augenblick Mama in das kleine Zimmer.

Der Mann in Weiß beschwerte sich jetzt bei ihr, dass das nicht ginge, solche frechen Jungs hier allein zu lassen. Mama war deshalb ganz durcheinander und konnte erst gar nichts sagen. Dann fragte sie, ob ihr vielleicht mal jemand sagen könne, was los sei, und dass sie nicht auf Kinder aufpassen könne, die man in diesem chaotischen Gebäude kaum finden würde, und wer der Mann denn überhaupt sei. Der stellte sich dann als Dr. Müller vor und sagte, dass er Wichtigeres zu tun hätte, als sich mit unerzogenen Kindern zu streiten, weil er nämlich zu einem Notfall gerufen worden sei. Danach schlug er die Türe zu und war erst mal weg.

Mama guckte uns böse und traurig zugleich an. Sie fragte ganz besorgt, wie es mir ginge. Bis auf meine Kopfschmerzen und die Zunge ging es mir wie immer ganz gut. Das sagte ich dann auch. Mehr konnte ich aber nicht erzählen, weil es an der Tür klopfte.

Mama machte auf, und vor uns stand wieder Dr. Müller. Er fragte: „Ähhemm, wer ist denn jetzt äähhhh der Notfall?“

Einen Moment war es still, weil das irgendwie peinlich war und ich nicht wollte, dass dieser Dr. Müller da war. Und weil ich mich nicht traute, was zu sagen, und Tobias auch nichts sagte, sagte schließlich Mama: „Ja, äähh, es handelt sich um meinen Sohn Tim, ähh, glaube ich.“ Danach musste dann sogar Mama lachen, und weil Dr. Müller ganz still blieb und gar nichts machte, fingen Tobias und ich auch wieder an zu lachen. Irgendwie war das alles sehr peinlich, und weil es so peinlich war, war es irgendwie auch wieder sehr lustig.

Dr. Müller blieb noch eine Weile stehen. Er wusste auch nicht so richtig, was er machen sollte, und fand das alles am wenigsten komisch. Er machte die Tür dann wieder zu und rief draußen auf dem Gang nach einer SCHWEEESTER MOOONIKA!

Danach mussten wir dann lange warten, und Tobias musste Mama noch mal erzählen, was passiert war. Er erzählte von meinem Anfall, und Mama wollte alles haargenau wissen. Von der Tischtenniskelle sagte Tobias aber nichts, und er sagte auch nicht, dass Frau Knies sauer auf mich gewesen war. An der Stelle, an der

Frau Knies ganz laut „Hilfe, Hilfe“ gerufen hatte, sprach er diesmal so leise, dass ihn Mama kaum verstehen konnte, weil Tobias auf keinen Fall wollte, dass wieder jemand gucken kam.

Ja, und dann sei der Krankenwagen gekommen, und weil Frau Knies auch sonst immer Schüler zur Begleitung mitschickt, wenn anderen Kindern in der Schule schlecht ist und sie nach Hause müssen, hatte sie auch nichts dagegen, als Tobias mich begleiten wollte. Die Feuerwehrleute meinten dann auch, dass wir ja wohl echte Kumpel seien, und hatten ihn bis ins Krankenhaus mitgenommen. Davon, was er im Krankenwagen dann alles erlebt hatte, erzählte er komischerweise Mama auch nichts. Das wunderte mich etwas, aber dass er das mit der Tischtenniskelle nicht verraten hatte, fand ich jedenfalls echt dufte.

Dann kam Schwester Monika herein. Sie fragte, wer denn der Patient sei, der erst nach Hilfe ruft und dann Ärzte, die sich Sorgen machen, auslacht. Ich meldete mich und war froh, dass ich ihr erklären konnte, wie das passiert war. Nachdem ich die ganze Geschichte erzählt hatte, guckte sie mir noch mal in die Augen und fragte: „Und das ist wirklich wahr?“ Tobias sagte: „Ja, ehrlich!“, und dann erklärte er ihr, dass er nur laut „Hilfe“ gesagt, aber nicht um Hilfe gerufen hatte. Schwester Monika wollte das Dr. Müller erzählen und meinte, dass er dann wohl nicht mehr sauer auf uns wäre, wenn er wüsste, dass das alles nur ein Missverständnis war.

Dann kam sie mit dem Gerät, mit dem man den Blutdruck misst. Das ist das Ding, wo die Luft reingepumpt wird und das sich dann so ganz fest um den Arm dreht, bis es fast wehtut. Als sie meinen Blutdruck abgelesen hatte, meinte sie, dass sie bei meinen Werten wohl auch immer zu Späßen aufgelegt wäre. Den Witz verstand ich zwar nicht richtig, weil sie aber freundlich lachte, lachte ich ein bisschen mit.

Dann kam sie mit einer Nadel und wollte mich piksen. Weil ich Angst bekam, fragte ich, wozu sie denn mein Blut bräuchte. Sie sagte, dass mein Blut untersucht werden müsse, um rauszukriegen, ob ich genügend Medikamente bekäme. Da sagte meine Mutter: „Aber Timmi nimmt doch noch überhaupt keine Tabletten.“ Schwester Monika sagte: „Ach so, ... gut, dass Sie das sagen. Herr Dr. Müller dachte nämlich, dass Ihr Sohn ein Anfallspatient sei und bereits mit Tabletten eingestellt sei.“

Jetzt wurde Mama ein bisschen sauer und sagte, es sei ihr egal, was Dr. Müller denkt. Er solle nicht soviel denken, sondern lieber mal ein Wort mit ihr oder mit den Kindern reden. Dadurch würde er nämlich so manches Missverständnis vermeiden und müsse sich nicht soviel ärgern. Das sei ihre Einstellung dazu. Ihr

Sohn sei jedenfalls bis jetzt noch nicht irgendwie eingestellt worden, und was das denn überhaupt für ein Wort sei? Und bevor eingestellt würde, wolle sie erst mal mit Dr. Müller persönlich reden.

Schwester Monika, Tobias und ich guckten Mama erstaunt an. Sie war richtig sauer und hatte ziemlich laut geredet. Jetzt machte sie gerade eine kleine Pause, und ich fand das richtig stark, wie Mama da verhindert hatte, dass ich mit dieser langen Nadel gepikt wurde. Nur Schwester Monika tat mir irgendwie Leid. Die war jetzt sehr durcheinander und war ja eigentlich nett gewesen.

Sie sagte: „Ja, jetzt weiß ich auch nicht mehr, ob ich dann Herrn Dr. Müller noch mal holen soll? Tim sollte eigentlich auch zur Beobachtung ein paar Tage hier bleiben." Weil sie aber merkte, dass Mama immer noch ärgerlich war, sagte sie dann schnell: „Sie können Ihren Sohn aber trotzdem mit nach Hause nehmen. Dazu müssten Sie dann nur unterschreiben, dass Sie das gegen den ärztlichen Rat getan haben."

Mama schüttelte den Kopf und sagte: „Gegen den ärztlichen Rat?" und wiederholte das mehrere Male. Dabei wirkte sie sehr nachdenklich und fast ein bisschen traurig. Dann fragte sie Schwester Monika: „Von wem kriegt man denn einen ärztlichen Rat, wenn man den mal wirklich braucht?"

Ich wunderte mich über Mama, weil sie eben noch so stark und laut gewesen war. Jetzt wirkte sie plötzlich so unsicher, und ich bekam Angst, dass ich vielleicht doch in diesem etwas unheimlichen Krankenhaus bleiben musste. Ich wollte nicht von Dr. Müller beobachtet werden. Tobias schien das zu merken, weil er mich plötzlich am Arm festhielt. Das fand ich echt nett, und ich freute mich zum ersten Mal so richtig, dass er jetzt da war.

Schwester Monika schien Mama irgendwie zu verstehen und fragte noch einmal, ob sie denn Dr. Müller holen solle. Mama schüttelte weiter den Kopf und sagte: „Nein, nein danke! Ich glaube nicht, dass ich noch einen Rat von Dr. Müller haben möchte. Den hole ich mir dann lieber woanders. Sagen Sie mir bitte nur, wo ich unterschreiben muss, damit wir endlich nach Hause gehen können."

Ich ließ mit einem lauten Puuuhhh die ganze Luft aus mir raus, die ich, ohne es zu merken, angehalten hatte, und war sehr erleichtert, dass ich nicht im Krankenhaus bleiben musste. Auch Tobias ließ meinen Arm wieder los und grinste mich an. Schwester Monika kam mit einem Zettel, auf den Mama ihren Namen schrieb. Ich wollte auch unterschreiben, aber Mama und Schwester Monika hatten keine Lust dazu. Als wir durch die Tür nach draußen gingen, war ich richtig erleichtert.

Weil Mama noch nicht gekocht hatte und nach dem ganzen Theater auch keine Lust mehr dazu hatte, und weil sie mir und Tobias eine Freude machen wollte, sind wir dann alle zusammen noch zu „Burger Queen“ gegangen. Das war eine richtig schöne Idee von Mama, obwohl das Essen mit meiner dicken Zunge gar nicht so gut schmeckte. Das sagte ich dann auch, und Mama versprach mir, dass wir demnächst mal ohne dicke Zunge bei „Burger Queen“ essen gehen würden.

Anschließend haben wir Tobias nach Hause gebracht. Seine Mutter fand das alles leider gar nicht schön, weil sie sich Sorgen gemacht hatte. Durch einen Anruf bei der Schule hatte sie rausgekriegt, dass Tobias mit mir ins Krankenhaus gefahren war. Nachdem sie einen gehörigen Schreck bekommen hatte, hatte ihr die Schulsekretärin dann gesagt, er hätte mich nur begleitet, weil ich in der Schule einen Anfall bekommen hatte. Danach war sie etwas beruhigt. Weil Tobias aber einfach nicht nach Hause kam und auch niemand bei ihr angerufen hatte, wurde sie ärgerlich. Außerdem fand sie nicht gut, dass sie erst von der Schule erfahren hatte, dass der Freund ihres Sohnes ab und zu Anfälle hätte.

Mama konnte das alles verstehen und entschuldigte sich bestimmt zehn Mal, aber Frau Kaufmann, so hieß nämlich Tobias’ Mutter mit Nachnamen, wollte einfach nicht wirklich freundlicher werden. Zum Schluss sagte sie dann zwar: „Auf Wiedersehen“, aber es hörte sich nicht so an, als ob sie es mit dem Wiedersehen wirklich ernst meinte.

Tobias winkte noch vom Fenster aus, als wir unten auf der Straße waren. Ich winkte so lange zurück, bis wir mit dem Auto um eine Ecke biegen mussten. Er war wirklich ein dufter Kumpel, wie der Feuerwehrmann gesagt hatte, nur schien mich seine Mutter nicht mehr zu mögen. Irgendwie erinnerte sie mich an Frau Knies, obwohl sich die beiden überhaupt nicht ähnlich sahen.

Das erzählte ich Mama. Die streichelte mir über den Kopf und sagte, dass das mit ihre Schuld sei. Sie hätte einfach nicht daran gedacht, dass sich alle Eltern Sorgen machen, und vergessen, Frau Kaufmann Bescheid zu sagen. Sie versprach, das wieder in Ordnung zu bringen. Als ich Mama fragte, wie Erwachsene so etwas wieder in Ordnung bringen, sagte sie, dass sie einen großen Strauß Blumen kaufen würde, und ich sagte: „Au ja, den geb ich dann Tobias’ Mutter, wenn ich ihn das nächste Mal besuche.“ Mama sagte, sie wolle das lieber selbst machen. Ich wollte wissen, warum.

Da sagte Mama, sie glaube, Frau Kaufmann könne vielleicht im Moment nicht gut finden, wenn ich Tobias besuche. Plötzlich hatte ich Tränen in den Augen und war sauer auf Mama. Ich wollte wissen, wie sie darauf kam, denn schließlich war sie es doch, die vergessen hatte anzurufen. „Aber du hast einen Anfall gehabt, und ich glaube, dass Frau Knies und vielleicht auch die Mutter von Tobias Angst vor deinen Anfällen haben“, sagte Mama ganz ruhig. Ich konnte das nicht verstehen und sagte: „Aber warum denn, ich bin doch nachher wieder wie vorher?“ Mama sagte: „Ja schon, aber das weiß ja keiner, wenn der Anfall anfängt“[8].

Mehr wollte ich nicht wissen, und ich wollte auch nicht länger über meine blöde Krankheit reden. Ich freute mich auf mein Kinderzimmer und wollte irgendwas spielen oder eine Kassette hören. Als ich so nachdachte, fiel mir ein, was Mareike von ihrem Bruder erzählt hatte. Der soll auch diese Krankheit gehabt haben. Ich hätte ihn gerne gefragt, wie das denn bei ihm alles so war. Aber vielleicht hatte er ja auch Angst vor mir.

Als wir zu Hause ankamen, fing die Sonne an zu scheinen, und es wurde sofort wieder heiß auf der Straße. Der Bürgersteig, der eben noch nass gewesen war, fing an zu dampfen, und man konnte zugucken, wie er langsam trocken wurde. Mama sagte, das Wetter sei ja schon mal ein Lichtblick.

Ich dachte nur, dass Mareike bestimmt ins Freibad gehen würde. Dabei merkte ich, wie sehr ich mir gewünscht hatte, dass sie mich besuchte, und plötzlich war ich wieder sehr traurig, weil ich mich so allein fühlte. Ich ging rein, zog meine Schuhe an der Türe aus, ging ins Kinderzimmer und legte mich auf mein Bett. Da klingelte das Telefon. Ich dachte nur, dass Frau Knies wenigstens bis zum Abend hätte warten können, und zog mir die Decke über den Kopf. Da rief Mama: „Tiimmii, für diiich, deine Freundin Mareike will dich sprechen.“

Mit einem Sprung war ich aus dem Bett und rannte den Flur entlang. Als ich am Ende des Flurs um die Kurve wollte, rutschte ich auf der Fußmatte aus, fiel hin, rutschte auf dem glatten Boden weiter und kam erst zum Halten, nachdem ich den Kleiderständer ein Stück vor mir hergeschoben hatte.

Als ich aufstehen wollte, merkte ich zu spät, dass der Kleiderständer begonnen hatte umzukippen. Weil Sommer war, hatte er alle Winterjacken zu tragen, und die waren so schwer, dass ich ihn nicht festhalten konnte. Es gab einen lauten Krach, und es wurde wieder schwarz vor meinen Augen. Diesmal aber nicht, weil ich einen Anfall hatte, sondern weil ich unter den ganzen schweren Jacken begraben wurde. Ich hörte Mama rufen: „Timmi, wo bist du?“ und hatte Mühe, mich aus dem Jackenberg rauszuwurschteln. Endlich erreichte ich das Telefon. Mareike wollte natürlich wissen, was bei uns los war. Ich sagte nur: „Ach nichts, meine Mutter und ich räumen nur ein paar Sachen um.“ Dabei war ich ziemlich außer

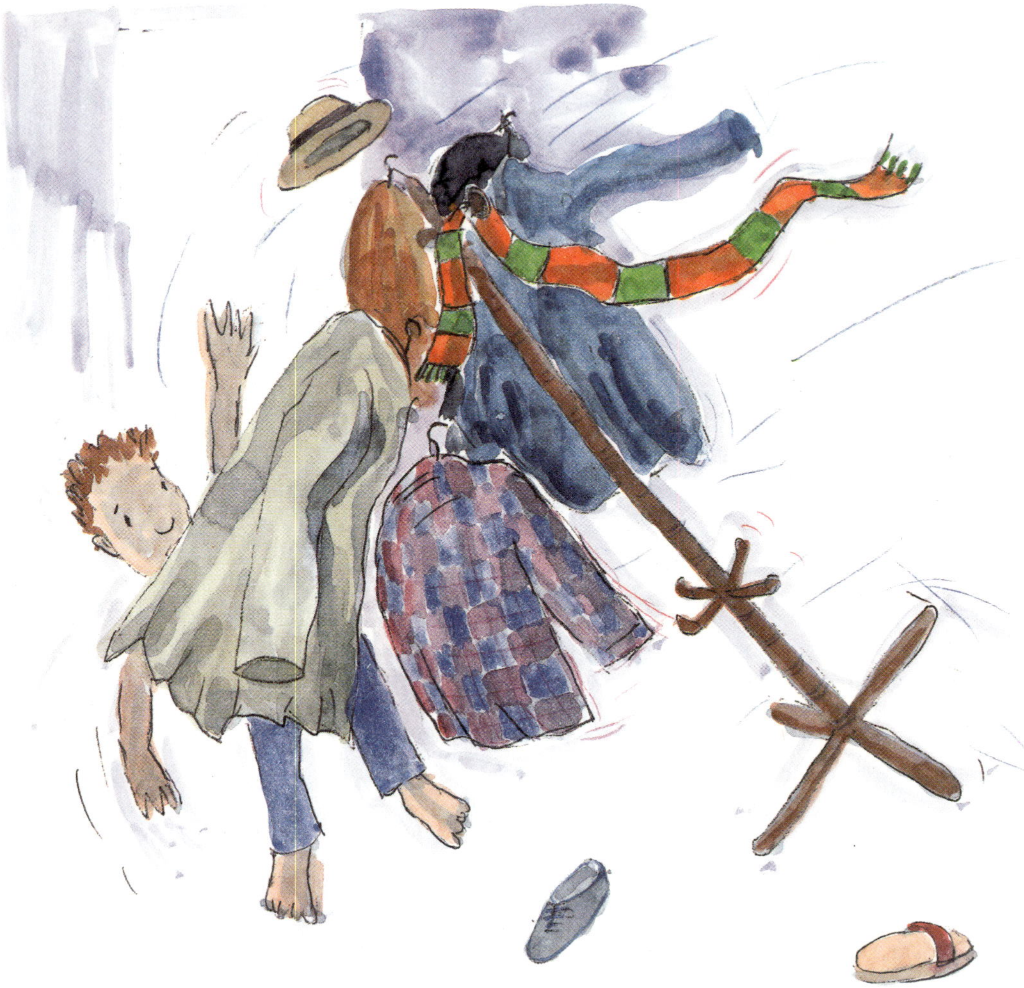

Atem. Irgendwie wollte ich nicht, dass sie merkte, wie sehr ich mich beeilt hatte. Ich sagte dann, dass ich gedacht hatte, sie sei ins Freibad gegangen. Sie sagte, das hätte sie auch vorgehabt, aber dann hätte sie ihrer Mutter die Geschichte von meinem Anfall erzählt, und die hätte dann gemeint, dass sie mich doch auch besuchen könne, wenn ich schon wieder zu Hause sei. Die Idee hätte sie dann auch gut gefunden, weil es auch langweilig sei, immer ins Freibad zu gehen.

Ich sagte dann: „Ääähem, ja gut, äääh, ich bin wieder da ... jetzt schon ... und ich hab auch noch nichts vor, glaube ich – äähem ... oder ich frag mal meine Mutter." Dann hielt ich den Hörer zu und fragte ganz schnell: „Mama, Mama, kann mich Mareike besuchen kommen, ooch bitte, bitte ja?" Mama stöhnte, weil sie noch damit beschäftigt war, die Jacken wieder aufzuhängen, und guckte mich einen Augenblick lang an. Dann sagte sie: „Warum sollte ich etwas dagegen haben, dass dich Mareike besucht? Du musst mir nur versprechen, beim nächsten Mal nicht wieder vor lauter Freude die ganze Wohnung auseinander zu nehmen."

Ich sagte: „Versprochen!" und direkt danach ganz schnell: „Okay, Mareike, du kannst kommen!" Das hatte ich zu schnell hintereinander gemacht, so dass Mareike mithören konnte. Nun wollte sie wissen, was ich versprochen hatte. Ich sagte: „Och, nur, dass ich meiner Mutter dann später wieder helfen würde." Zum Glück war Mareike mit meiner Antwort zufrieden.

Als ich auflegen wollte, sagte sie dann noch, dass ihre Mutter auch mal mit meiner Mutter sprechen wollte, und schon war ihre Mutter am Telefon. Sie sagte: „Hallo, Tim", und erkundigte sich, wie es mir ginge. Ich sagte immer nur: „Gut" und gab dann den Hörer meiner Mutter, die inzwischen mit dem Aufräumen fertig geworden war. Weil ich wissen wollte, weshalb Mareikes Mama mit meiner Mama sprechen wollte, ging ich in die Küche und tat so, als ob ich mir was zu essen nehmen würde.

Mama sagte erst sehr freundlich: „Guten Tag" und wie nett sie es fände, dass sich die Tochter nach mir erkundigt, und sie sei ja ein so nettes, aufgewecktes Mädchen ... Ich wollte schon weggehen, weil mir das peinlich wurde, da machte Mama zum Glück eine Pause und hörte eine Weile zu.

Sie sagte dann öfters: „Ja ..." und „Ja wirklich, Ihr Sohn auch? ..." und „Ach, ... das hat mir Tim noch gar nicht erzählt!" und „Ja, es sind wohl auch epi... epi... epi... oder wie genau, ... ja, solche Anfälle! ... Ja, wenn Sie denn Zeit haben, darüber würden sich mein Mann und ich bestimmt sehr freuen ... Wir könnten Sie ja auch zum Abendessen einladen, und wenn Sie nichts dagegen haben, dann könnten wir die Eltern von Tobias ... ja, dem Tobias aus der Klasse ... Ach, die wollten Sie sowieso mal kennen lernen ... Na, dann trifft sich das doch gut ... weil, die äääh, bei der Mutter habe ich sowieso etwas gut zu machen, weil ...", und dann erzählte Mama die Geschichte vom Vormittag und dass sie glaubte, dass Frau Kaufmann doch sehr beunruhigt sei, und ihr würde es da nicht viel anders gehen, und komischerweise lachte sie an der Stelle.

Am Schluss sagte sie noch, am Donnerstag nächster Woche würde es sehr gut passen, sie würde sich dann mit Frau Kaufmann in Verbindung setzen und so weiter. Alle Eltern wollten sich also treffen und dabei über meine Krankheit reden. Ich wusste nicht, wie ich das finden sollte, aber nachdem Mama sich heute im Krankenhaus so gut verhalten hatte, war ich deshalb nicht besonders beunruhigt.

Meine und Mareikes Mutter hatten jedenfalls ganz schön lange telefoniert, denn kaum hatte sie aufgelegt, klingelte es an der Tür. Ich hörte schon im Treppenhaus, dass Mareike nicht alleine war. Sie hatte auf der Straße Sabine getroffen, und die hatte auch Lust gehabt mitzukommen. Als wir es uns gerade in meinem Zimmer mit kaltem Kakao, Vanilleeis und Keksen gemütlich gemacht hatten, kam auch noch Tobias. Er hatte Mareike besuchen wollen und hatte dort erfahren, dass sie bei mir war.

Ich hatte gedacht, dass ich heute Nachmittag allein sein würde, und nun waren wir alle vier bei mir versammelt. Mir ging es wieder richtig gut.

Natürlich war die Geschichte mit der Tischtenniskelle erst mal Thema Nr. 1. Alle fanden super cool, wie ich plötzlich angefangen hatte, mit dem Ball zu tippen, und als die anderen das so erzählten und dabei immer lachen mussten, kam ich mir plötzlich auch super cool vor. Ich spielte das noch mal nach, und Tobias tat so, als ob er Stefan, die Petze, sei, und Sabine spielte plötzlich Frau Knies, die schimpfend auf mich zukam. Ja, und ich, ich sollte jetzt den Anfall spielen, aber ich wusste nicht wie.

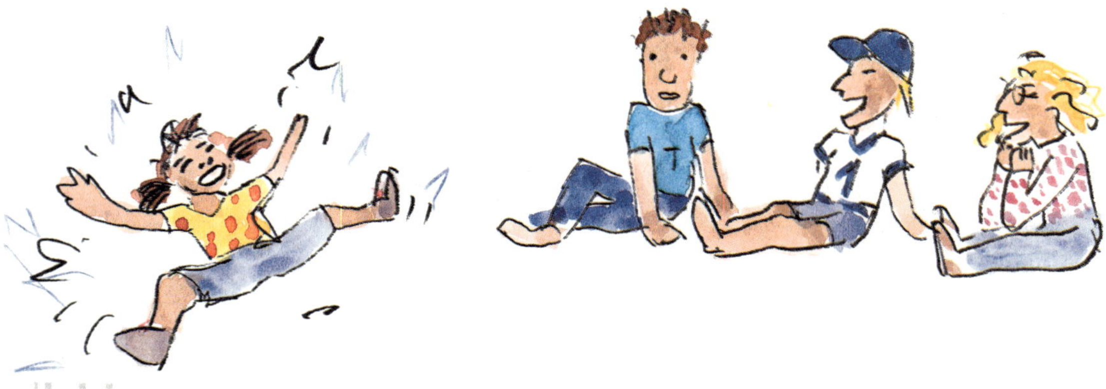

In dem Augenblick kam Papa rein, der inzwischen von der Arbeit nach Hause gekommen war, und sagte, wir könnten ja ruhig lustig sein, sollten aber aufpassen, dass wir weder Kakao noch Vanilleeis gleichmäßig im Zimmer verteilen. Weil wir alle so gut wie aufgegessen hatten, beschloss er, lieber das Geschirr wieder mit in die Küche zu nehmen. Wir hatten nichts dagegen – nur hätte ich gerne gewusst, was er vielleicht mitgehört hatte.

Als er draußen war, wollten Sabine, Tobias und Mareike gleich weiterspielen. Aber es ging nicht weiter, weil ich ja nicht wusste, wie ein Anfall aussah.

Als ich das sagte, wollten die anderen mir das erst gar nicht glauben. Aber Tobias sagte dann: „Doch, ich glaub, das stimmt, ich weiß ja auch nicht, was um mich herum passiert, wenn ich fest schlafe", und dann erzählte er, dass er das letzte Mal sogar an Silvester das Feuerwerk verpennt hätte, und gab dann zum Besten, was ich auf der Fahrt ins Krankenhaus angeblich alles verpennt hätte.

Mareike, die ja leider gemerkt hatte, dass ich auf dem Schulhof ein Krankenwagenlügenmärchen erzählt hatte, schüttelte den Kopf. Als Tobias das mitbekam, musste er genauso stottern, wie ich damals gestottert hatte. Mareike fragte nur: „Warum müssen Jungs nur immer so angeben?" Tobias sagte: „Wieso angeben, nicht wahr, Tim, das war doch so?"

Mir war das peinlich, und weil ich Mareike nicht widersprechen konnte und Tobias nicht bloßstellen wollte, sagte ich: „Na ja ..., bei deiner Geschichte habe ich ja geschlafen, und an meine Geschichte kann ich mich nicht mehr so genau erinnern."

Damit war das erledigt, und alle glaubten mir, dass ich wirklich nicht wusste, wie ich einen Anfall spielen konnte. Deshalb beschlossen meine Freunde, mir das mal vorzuspielen.

Mareike fing an und zappelte drauflos. Tobias und Sabine schrien vor Begeisterung, und ich lachte mit. Gleichzeitig fand ich das aber auch nicht gut und wollte es gar nicht sehen. Ich konnte nicht glauben, dass ich so ausgesehen hatte, und hatte Angst, dass sich meine Freunde über mich lustig machten. Tobias versuchte dann auch, meinen Anfall nachzuspielen, und wollte dabei noch witziger sein als Mareike. Eine Zeit lang konnte ich mir das angucken, aber als ich dann den Anfall spielen sollte, hatte ich gar keine Lust.

Sabine hat das, glaube ich, gemerkt, und weil Tobias und Mareike mit dem Zappeln gar nicht aufhören wollten, spielte sie dann einfach Frau Knies und rief immerzu: „Hilfe, Hilfe." Sie konnte das genauso gut wie Tobias im Krankenhaus,

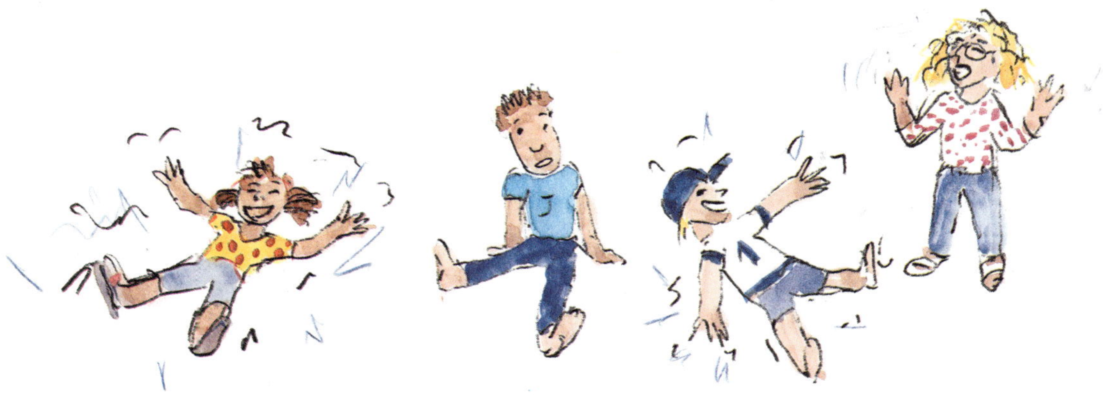

was wir spätestens dadurch merkten, dass Papa, ohne anzuklopfen, die Tür aufmachte und sich erkundigte, ob alles in Ordnung sei. Tobias und ich mussten gleichzeitig an Dr. Müller denken und lachten los. Papa sagte nur: „Alberner Haufen!“ und machte die Tür wieder zu. Danach brauchten wir eine kleine Lachpause und mussten uns beruhigen.

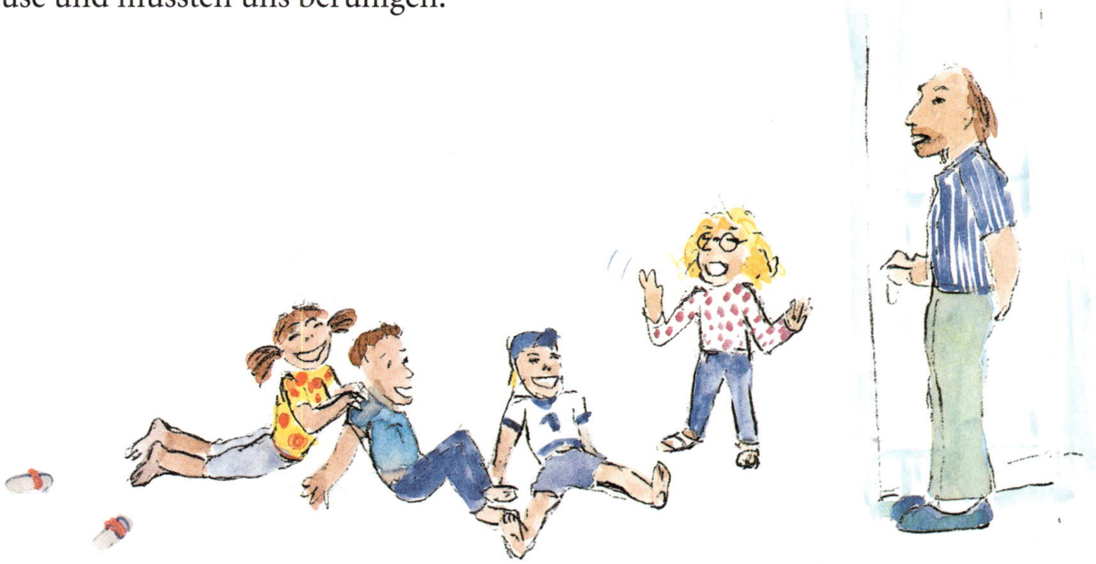

Ich fragte dann noch mal, was Frau Knies gemacht und gesagt hatte, und wollte das mal ernsthaft wissen, weil ich schon ab und zu an den nächsten Schultag denken musste. Dabei erzählte ich dann, ich hätte bei Mareikes Anruf geglaubt, dass unsere Lehrerin dran gewesen sei. Frau Knies hätte nämlich schon zwei Mal wegen meiner Krankheit angerufen und schien mich wegen der Anfälle nicht zu mögen.

Die anderen wollten das nicht so richtig glauben, und als ich schon darüber nachdachte, ob Mama im Auto vielleicht doch nicht Recht gehabt haben könnte, sagte plötzlich Mareike: „Frau Knies ruft bestimmt heute nicht an.“ Wir wollten alle wissen, woher Mareike das wissen wollte, und Mareike erklärte dann, ich hätte doch den Anfall bekommen, nachdem Frau Knies mich angeschrien hatte, und Frau Knies hätte deshalb bestimmt Angst, dass meine Eltern und ich stinkesauer auf sie seien, weil sie doch an dem Anfall schuld gewesen sei.

Irgendwie kam ich durcheinander bei dem, was Mareike sagte. Ich wusste nicht, wer nun Recht hatte, Mama oder sie, und hatte keine Lust mehr, über meine Krankheit zu reden. Ich wollte nicht mehr darüber nachdenken. Mareike wollte wissen, warum nicht. Ich sagte: „Na ja, weil ich eben nicht immer daran erinnert werden will, weil die Anfälle auch ganz schön doof sind. Ich hab nämlich gedacht, dass ihr alle heute im Freibad seid und ich hier wegen meiner Krankheit alleine zu Hause bleiben muss und morgen wieder nicht in die Schule kann." Das konnten die anderen dann so ungefähr verstehen, obwohl sie meinten, ich sei doch schon wieder ziemlich gesund und könne doch morgen bestimmt kommen.

Sabine sagte außerdem dazu, sie fände es doof, mit ihrer Brille immer beim Völkerball aufpassen zu müssen, und Tobias sagte dann, dass er Einlagen für seine Füße brauche. Als wir dann wissen wollten, was er deshalb nicht machen könne, fiel ihm allerdings nichts ein.

Das war dann aber egal, weil wir sozusagen schon ein Spiel erfunden hatten. Dabei musste jetzt jedem etwas einfallen, was irgendeiner nicht so gut konnte wie die anderen. Das Spiel spielten wir aber nicht so lange, weil wir uns fast gestritten hätten. Mareike machte dann den Vorschlag, die Regel zu ändern und immer zu sagen, was einer von uns besonders gut konnte. Das war dann viel lustiger.

So kam raus, dass Sabine am schnellsten rennen konnte, dass Mareike am schönsten malen konnte, dass Tobias der Beste im Fußball und ich der Rechenkönig in der Klasse war. Darauf war ich aber nicht besonders stolz, und deshalb sagte ich einfach, dass ich auch am besten Tischtennis spielen könne. Das war zwar angeberisch, aber keiner nahm mir das richtig übel. Tobias meinte nur, ich müsse das beweisen.

Glücklicherweise wusste Papa, wo er zwei alte Tischtenniskellen und ganz viele Bälle aufgehoben hatte, weil mein richtiger Schläger ja in der Schule geblieben war. Im Hof gab es eine Tischtennisplatte, und die war sogar frei, weil wahrscheinlich alle anderen Kinder im Freibad waren. Das war dann diesmal unser aller Glück, und wir spielten immer abwechselnd eins gegen eins, bis ich zum Abendbrot hochmusste.

Und wirklich – ich habe alle Spiele gewonnen. Nur mit Sabine wurde es immer sehr knapp. Die hat dann aber zugegeben, dass sie zu Hause eine Tischtennisplatte hatte, an der sie immer mit ihren Geschwistern spielte.

Dass ich in Omas und Opas Keller in Heimelskirchen auch immer spielen konnte und ganz viel trainiert hatte, behielt ich allerdings für mich und kam mir schlau dabei vor.

Als ich mit meinen Eltern beim Abendessen saß, hatte ich dann auch mehr Lust, Papa zu erzählen, wie toll ich Tischtennis gespielt hatte, und fand doof, dass ihn mein Anfall wieder viel mehr interessierte. Mama konnte dann vom Krankenhaus und von Dr. Müller erzählen und dass sie mich mit nach Hause genommen hatte, obwohl Dr. Müller mich dabehalten wollte. Als Papa an der Stelle Bedenken hatte, sagte ich, dass er ja nicht dabei gewesen sei.

Mama erzählte außerdem noch, dass sie für übermorgen einen Termin bei Frau Dr. Gruß vereinbart hatte. Da war Papa dann beruhigt und meinte, dass er mit mir da hingehen könne. Mama willigte ein und meinte, sie würde sich dafür heute Abend mit Frau Knies unterhalten, weil die ja bestimmt anrufen werde.

Ich freute mich, dass ich bald Susanne wieder sehen würde und dass Mama auf die Idee gekommen war, sie anzurufen. Ich hatte sie in dem ganzen Durcheinander ganz vergessen.

Den ganzen Abend blieb ich sehr gespannt, ob Frau Knies wirklich anrufen würde, und ich wunderte mich ein bisschen, dass Mama, obwohl ich einen Anfall gehabt hatte, gar nicht geweint hatte. Mama meinte dazu, sie hätte sich vielleicht schon ein wenig an meine Anfälle gewöhnt, und ich sei ja, Epilepsie hin oder her, ein ziemlich fröhlicher Junge.

Als Papa dann meinte, dass ich nicht in die Schule müsse, bis ich bei Susanne gewesen sei, wunderten sich beide, als ich das gar nicht gut fand. Papa sagte: „Na, ich dachte, du freust dich?“ Weil ich mich aber nicht freute, einigten wir uns darauf, abzuwarten, was Frau Knies sagen würde.

Als ich wissen wollte, was wir machen sollten, wenn sie nicht anrufen würde, sagte Mama: „Timmi, mein Junge, so wie ich deine Lehrerin kenne, ruft sie bestimmt an.“ Weil sich Mama so sicher war, sollte sie versprechen, dass ich sonst in die Schule gehen dürfe. Mama versprach es, und Papa rief aus der Küche: „Ich wette 10 : 1, dass Frau Knies anruft.“

Ich wusste zwar nicht genau, was das bedeutete, aber trotzdem rief ich: „Und ich wette 10 : 1 dagegen.“ Papa sagte: „Abgemacht, und was ist dein Einsatz?“ Ich sagte: „Mein ganzes Wochengeld.“ Das waren genau drei Mark.

Als das klar war, wollte sich Mama einmischen, weil sie meinte, dass der Junge so was nicht unbedingt von seinem Vater lernen müsse und dass ich die drei Mark dann von ihr bekommen würde. Da hatte ich dann nichts dagegen, aber ich bestand darauf, mit Papa zu wetten. Sein letztes Wort war dann auch: „Top, die Wette gilt.“

Das Wettspiel wurde dann auch sehr lustig, weil an diesem Abend ganz oft das Telefon schellte und ich mich immer beeilte, in der Nähe zu sein, wenn Papa oder Mama rangingen. Bis ich ins Bett musste, hatte Frau Knies noch nicht angerufen, und als ich in meinem Bett lag, war ich mir ziemlich sicher, dass Mareike Recht hatte, und deshalb hatte ich komischerweise auch gar keine Angst mehr vor dem nächsten Schultag.

Bald merkte ich dann, dass ich ziemlich müde war von dem Tag, und hatte das Gefühl, ganz schön viel erlebt zu haben. Ich dachte noch darüber nach, wie der Tag wohl ohne Anfall gewesen wäre oder was passiert wäre, wenn ich vergessen hätte, die Tischtenniskelle einzupacken. Kurz danach muss ich eingeschlafen sein.

Am nächsten Morgen fragte ich Papa und Mama, ob Frau Knies denn angerufen hatte. Papa meinte nur, ich solle mal unter meinem Müsliteller nachgucken.

Ich wusste nicht, was er damit meinte, und wollte aus Spaß wissen, ob sich Frau Knies da versteckt hätte. Als ich dann den Teller hochhob, musste ich so staunen, dass ich fast mein ganzes Müsli verschüttet hätte. Unter meinem Teller lagen nämlich drei blaue Zehnmarkscheine.

Als ich fragte, ob die etwa für mich seien, sagte Papa: „Ja, weil wir doch gewettet haben", und dass bei Gewinn einer 10 : 1-Wette der Einsatz mit 10 malgenommen wird, na, und weil ich der Rechenkönig bin, war dann leicht auszurechnen, dass 10 mal 3 = 30 ist. Also hatte Frau Knies nicht angerufen, und Mareike hatte Recht behalten.

Ich beschloss noch beim Frühstück, Mareike nach der Schule zu einem Eis einzuladen. Deshalb konnte ich dann auch nur zwei Geldscheine in mein Sparschwein stecken, obwohl Papa Mama versprochen hatte, dafür zu sorgen, dass ich das ganze Geld auf mein Konto bringen würde.

Auch wenn Frau Knies nicht angerufen hatte, so war ich doch gespannt, ob sie irgendetwas zu unserem Streit oder zu meinem Anfall von gestern sagen würde. Als sie in die Klasse kam, begrüßte sie mich freundlich. Sie sagte: „Ach Timmi, schön, dass du auch da bist", und dann wollte sie sogar noch wissen, ob ich denn meinen Anfall gut überstanden hätte.

Ich sagte: „Ja", und weil ich die Gelegenheit günstig fand, fragte ich auch direkt, ob sie wüsste, wo denn meine Tischtenniskelle geblieben sei. Sie sagte, die hätte sie für mich gut aufgehoben, und ich bekäme sie am Anfang der großen Pause. Damit war ich einverstanden und hatte das Gefühl, mich plötzlich irgendwie besser mit ihr zu verstehen.

Als die Pause anfing, bekam ich die Kelle, wie versprochen. Ich musste dann nur noch versprechen, dass ich sie in Zukunft während des Unterrichts in meiner Tasche lassen würde. Das versprach ich dann auch und war verschwunden.

Nach der Schule bin ich dann wirklich mit Mareike Eis essen gegangen, und als sie wissen wollte, woher ich soviel Geld hatte, erzählte ich ihr von meiner Wette, die sie ja irgendwie mit gewonnen hatte.

Nachmittags haben wir uns dann wieder zum Tischtennisspielen verabredet. Leider konnte Sabine nicht, weil sie zum Augenarzt musste. Ohne sie war es dann nicht ganz so spannend.

Am nächsten Tag konnte ich mich nicht mit meinen Freunden treffen, weil ich zu meiner Spezialistenärztin musste. Als ich dann bei Susanne war und sie von meinem dritten Anfall erfuhr, guckte sie mich etwas besorgt an. Dann fragte sie, ob wir ihren Rat mit dem Kinderzimmer befolgt hätten, und ich durfte ihr kurz erzählen, wie mein neues Kinderzimmer aussah. Als sie wissen wollte, ob ich denn auch besser schlafe, sagte ich: „Ja schon, nur nicht, wenn es so heiß ist." Susanne verstand das und meinte dann, das sei ein Problem, das wir nicht so leicht lösen könnten, weil ich ja schließlich nicht im Kühlschrank schlafen könne, und dass der Zimmerwechsel allein vielleicht deshalb nicht ausreichend sei. Sie würde deshalb überlegen, ob ich nicht jetzt doch Tabletten nehmen sollte. Andererseits sei bei mir ja im Moment vieles anders und neu und aufregend, und es könne sein, dass ich deshalb im Moment eher Anfälle bekäme. Außerdem sei die elektrische Untersuchung auch etwas auffällig gewesen.

Dann guckte sie mich an und wollte wissen, was ich denn meinen würde. Ich sagte erst, das wüsste ich nicht so genau, aber dass die Anfälle schon blöd seien, weil ich nicht mit den anderen schwimmen gehen könne, und dass ich lieber hätte, wenn ich keine mehr bekommen würde.

Dann erzählte ich noch, dass außerdem meine Lehrerin Frau Knies und die Mutter von Tobias wohl Angst vor mir hätten. Susanne lächelte und meinte dann, sie hätten vor mir bestimmt keine Angst. Sie glaube aber schon, dass sie Angst hätten, mir nicht helfen zu können, wenn ich einen Anfall hätte. Und damit hätten sie auch Recht, weil man nämlich, wenn ein Anfall kommt, eigentlich nur warten könne, bis er wieder vorbei ist, und dass das für viele das Allerschwerste sei.

Als sie das erzählte, wollte ich wissen, warum eigentlich ein Anfall kommt. Darauf sagte sie, das sei schon deshalb nicht leicht zu erklären, weil es selbst die ganz schlauen Wissenschaftler noch gar nicht ganz verstanden hätten. Es sei nur klar, dass meine Zellen im Gehirn für eine Zeit nicht mehr das machen würden, was ich von ihnen wollte. Das sei dann ungefähr so, als wenn eine Schulklasse überhaupt nicht mehr macht, was der Lehrer will. Sie fragte, ob ich mir das vorstellen könne, und ich sagte nur: „Ja, ja."

Und Susanne erklärte dann, dass meine Gehirnzellen so lange über Tische und Bänke toben würden, bis sie so erschöpft sind, dass ihnen regelrecht die Puste ausgeht. „Und wenn die sich beruhigt haben, dann ist der Anfall vorbei?", wollte ich wissen, und Susanne sagte: „Ja, genau." Danach gab es eine kleine Pause, in der ich an die „freie Beschäftigung" mit der Tischtenniskelle denken musste, doch dann wollte ich noch wissen, was denn die Tabletten daran ändern könnten.

Darauf sagte Susanne, die Tabletten würden dafür sorgen, dass die Kinder in der Schulklasse – also meine Gehirnzellen – insgesamt etwas ruhiger seien und nicht so oft oder am besten gar keinen Spaß mehr am Toben hätten. Ich antwortete, dass aber Toben doch Spaß macht. Susanne sagte: „Ja, schon, aber wenn sich dein Gehirn austobt, ohne dich vorher zu fragen, dann ist das schon blöd, und im

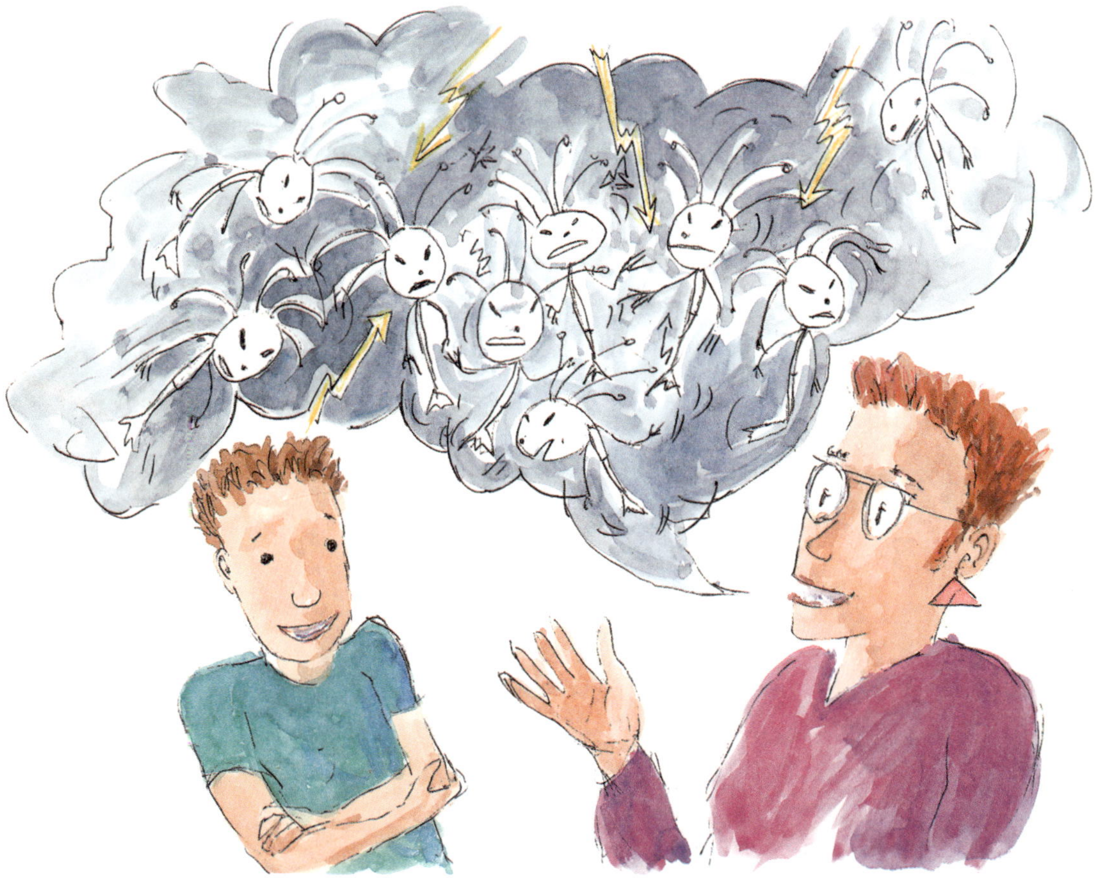

Sportunterricht oder in der Pause kannst du ja auch ruhig toben, weil das da ja so sein soll."

Danach sagte sie dann, sie sei der Meinung, dass wir das mit den Tabletten ruhig mal versuchen sollten, weil die oft gut helfen würden und weil bei mir ja auch durch die Anfälle einiges durcheinander käme. Wir würden dann versuchen, die Tabletten wieder wegzulassen, wenn ich eine Zeit lang keine Anfälle bekommen hätte.

Ich wollte wissen, wie lange ich die Tabletten denn nehmen müsse. Susanne sagte: „Ein Jahr auf jeden Fall, und wenn du in diesem Jahr keinen Anfall mehr bekommst, können wir weitersehen." Papa fand das vernünftig, und weil Susanne mir das alles so gut erklärt hatte, war ich auch einverstanden.

Als sie dann ein Rezept ausfüllte, wollte ich aber noch wissen, ob ich jetzt wieder in mein altes Kinderzimmer zurückumziehen müsse. Dazu sagte Papa: „Selbst wenn das jetzt auf dem Rezept stehen würde, könnte mich das nicht dazu bewegen, noch mal alles umzuräumen. Irgendwann muss ein Umzug mal zu Ende sein." Und Susanne sagte, dass ich trotz der Tabletten weiterhin gut schlafen müsse.

Ich durfte also mein schönes großes Kinderzimmer behalten und war beruhigt. Am Samstagmorgen sollte ich dann die erste halbe Tablette nehmen, damit ich mich über das Wochenende etwas an das Medikament gewöhnen konnte. Wenn irgendetwas Besonderes sein würde, sollten wir anrufen.

Ich wusste nicht, was denn Besonderes sein sollte, und freute mich sogar, als ich mit Papa in der Apotheke die Tabletten abholte. Der Apotheker sagte dann, dass bei Nebenwirkungen ein Arzt verständigt werden müsse. Weil wir aber gerade von Susanne kamen und ich mir unter diesem langen Wort, das der Apotheker gesagt hatte, nichts vorstellen konnte, machte ich mir darüber keine Gedanken.

Zu Hause saß dann Papa am Küchentisch und las einen Zettel, den er in der Tablettenpackung gefunden hatte. Dabei sollte ich ihn nicht stören. Als er damit fertig war, ging er ans Telefon und wollte noch mal mit Frau Dr. Gruß sprechen.

Er entschuldigte sich und erzählte, dass er den Zettel aus der Packung gelesen hätte ... Dann sagte er mehrere Male „ach so" und „ah ja", und zum Schluss sagte er dann: „Und Sie meinen, dass wir uns keine Sorgen zu machen brauchen, na gut, dann vielen Dank für die Information." Als Papa aufgelegt hatte, wollte ich wissen, was er noch von Susanne gewollt habe. Er sagte nur: „Ach nichts, ich hatte nur gelesen, was bei den Tabletten alles passieren könnte, und hatte mir deshalb Sorgen gemacht."

Ich wollte dann wissen, was denn alles passieren könne, aber Papa meinte, dass ich mir dazu keine Gedanken machen müsse, weil er das mit Frau Dr. Gruß zusammen schon alles richtig machen würde. Ich solle nur darauf achten, ob sich irgendwas in meinem Körper komisch verändern würde. Das müsse ich dann sagen, damit wir das mit Susanne besprechen könnten[9].

Als dann Samstag war, bekam ich meine erste halbe Tablette, und ein paar Tage später musste ich immer etwas mehr nehmen. Wir mussten in der Zeit öfter kurz zu Susanne, weil sie etwas Blut von mir brauchte, um zu gucken, wann ich genug Tabletten hätte. Und irgendwie hatte ich ziemlich schnell wirklich genug, weil ich ganz müde wurde und immer nur noch schlafen wollte und mir in der Schule oft die Augen zufielen, so dass irgendwann Frau Knies wieder anrief und wissen wollte, wann ich denn abends ins Bett käme. Mama musste dann erklären, dass ich jetzt Tabletten nahm und dass ich in der ersten Zeit deshalb sehr müde sein könne.

Zum Tischtennis hatte ich auch keine Lust, und ich fühlte mich das erste Mal so richtig krank, obwohl ich von den Tabletten ja eigentlich gesund werden sollte. Das verstand ich wieder nicht, und ich wusste gar nicht, wie ich das finden sollte, und war auf Susanne sogar ein bisschen sauer. Sie sagte mir aber dann, ich müsse Geduld haben und würde die Müdigkeit bald nicht mehr so merken. Das konnte ich gar nicht glauben, aber alle um mich herum fanden das ganz gut mit den Tabletten.

Mama und Papa waren nicht mehr so besorgt, Frau Knies und die Mutter von Tobias hatten gar keine Angst mehr vor mir, und Mareike, Sabine und Tobias freuten sich schon, dass wir dann ja bald alle zusammen ins Schwimmbad gehen könnten. Ich stellte mir immer meine Gehirnzellen vor, wie sie matt und schlapp in der Ecke lagen und überhaupt keine Lust auf schwimmen gehen hatten, aber das lag vielleicht auch daran, dass der Sommer langsam zu Ende ging.

Ab und an wünschte ich mir, dass die Gehirnzellen etwas munterer wären, aber den Gedanken, dass sie nicht mehr toben würden, ohne dass ich es wollte, fand ich auch ganz gut, weil die Kopfschmerzen, die dicke Zunge und die blauen Flecken vom Hinfallen schon ziemlich blöd sind.

Irgendwann hab ich mich dann wirklich an meine Tabletten gewöhnt, obwohl mir das wie eine kleine Ewigkeit vorkam, und einen Anfall hab ich, seitdem ich die Tabletten nehme, nicht mehr gekriegt. Susanne freut sich immer, wenn ich ihr das bei meinem Besuch erzähle. Sie kriegt dann öfter noch ein bisschen Blut von mir und sagt, dass ich, wenn sich meine Gehirnzellen weiterhin so vorbildlich benehmen, bald keine Tabletten mehr brauche.

Manchmal denke ich darüber nach, ob ich auch ohne Tabletten keinen Anfall mehr bekommen hätte, weil ich mich an vieles, was durch den Umzug und die Anfälle anders geworden war, mit der Zeit gewöhnt habe.

Irgendwann habe ich Susanne mal danach gefragt. Sie hat dann mit der Schulter gezuckt und gesagt: „Vielleicht ja, vielleicht nein", das könne sie im Nachhinein nicht mehr sagen, aber sie sei jedenfalls froh, dass ich es mit Tabletten geschafft hätte, keinen Anfall mehr zu bekommen, weil das lange nicht bei jedem ihrer Patienten so sei[10]. Als ich wissen wollte, was ich denn geschafft hätte, meinte sie, ich würde meinen Gehirnzellen bestimmt helfen, damit keine Anfälle mehr kommen, auch wenn sie jetzt gar nicht richtig sagen könne, wie ich das genau mache.

Als sie das sagte, war ich plötzlich stolz darauf, dass ich es mit Susanne so gut hingekriegt hatte mit der Krankheit und dass ich jetzt in Berlin lebe, in dem Haus mit dem Kopf unterm Dach, dass Mareike, Sabine und Tobias meine Freunde sind und dass sich sogar unsere Eltern nett finden und sich jetzt immer zum Doppelkopfspielen treffen, nachdem sie sich wegen meiner Krankheit kennen gelernt hatten. Dass die jetzt Karten spielen, anstatt sich über mich zu unterhalten, finde ich gut.

Außerdem gehen meine Eltern mit denen von Mareike noch zu so einer Selbsthilfegruppe. Warum die das machen, jetzt, wo ich gar keine Anfälle mehr habe, verstehe ich nicht. Wenn ich danach frage, sagt Mama, dass da viele nette Leute sind, mit denen sie sehr gut über meine Anfälle reden kann, und dass sie deshalb jetzt viel weniger Angst vor dieser Krankheit hat. Das finde ich gut.

Ich finde auch gut, dass meine Eltern abends manchmal weg sind. Ich geh dann alleine ins Bett und finde, dass ich schon ziemlich groß und, wie Papa sagt, selbstständig bin. Unsere Wohnung ist dann so groß, dunkel und unheimlich. Wenn es mir dann gruselig wird, gehe ich in mein altes Kinderzimmer und gucke eine Weile den Zügen zu. Das hilft gegen das Gruseln, und außerdem kann ich das sonst, wenn Mama und Papa da sind, nicht machen.

Manchmal denke ich darüber nach, ob ich meine drei Freunde wohl auch ohne meine Krankheit kennen gelernt hätte. Dann zucke ich auch mit den Schultern und sage zu mir selbst: „Vielleicht ja, vielleicht nein, wer weiß das schon?"

# Und hier die Erklärungen:

1 (Seite 8) Für alle, die neugierig sind: Tims Krankheit heißt Epilepsie, und diese Krankheit ist, wie er schon gesagt hat, alles andere als selten. Es wird nur selten über diese Krankheit gesprochen, weil sich viele Menschen, die die Krankheit haben, nicht trauen, darüber zu reden.

Das liegt daran, dass sie Angst haben, die anderen Menschen wollten dann nichts mehr mit ihnen zu tun haben. Dabei ist Epilepsie gar nicht ansteckend, so wie Schnupfen oder Windpocken.

Trotzdem kann sie jeder Mensch bekommen, auch der Bundeskanzler oder die Königin von England, wenn sich die beiden unglücklich am Kopf verletzen würden und ihr Gehirn an dieser Stelle deshalb manchmal nicht mehr so funktionierte, wie die beiden das wollen.

Damit Ihr seht, dass das nicht geflunkert ist, sage ich Euch noch, dass der berühmte Kaiser der Römer – Julius Cäsar – auch Epilepsie gehabt haben soll, und das ist nur einer von vielen berühmten Menschen, von denen man das weiß. Aber jetzt wieder zu dem Helden unseres Buches ...

2 (Seite 14) Tim hat einen Anfall bekommen. Sein Gehirn ist jetzt so mit dem Anfall beschäftigt, dass er gar nichts mehr merkt. Erst fand er alles nur komisch und ihm war schlecht, und irgendwann konnte er nicht mehr zuhören.

Da hatten die Nervenzellen, die sonst beim Zuhören arbeiten müssen, schon mit dem Anfall zu tun. Diese komischen Gefühle vor einem Anfall werden auch „Aura“ genannt.

Es ist sehr wichtig, von diesen Gefühlen zu erzählen. Die Ärzte interessieren sich sehr dafür, und für Menschen mit Anfällen sind sie sehr wichtig, weil sie dadurch vor dem kommenden Anfall gewarnt werden und sich etwas vorbereiten können.

Bei Tim hat dann der Anfall immer mehr Nervenzellen seines Gehirns beschäftigt, so dass Tim irgendwann gar nichts mehr machen konnte.

Das könnt Ihr Euch so vorstellen, als ob eine Gehirnzelle die andere gefragt hat:

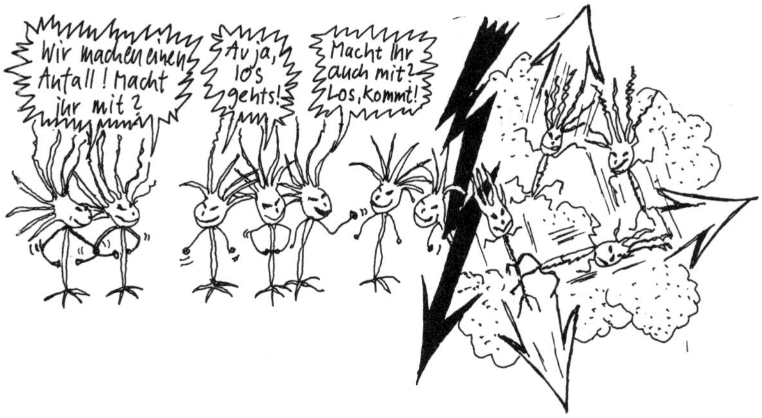
Wir machen einen Anfall! Macht ihr mit?
Au ja, los gehts!
Macht Ihr auch mit? Los, Kommt!

... und dann haben die eine Weile getobt, und als sie dann erschöpft waren, hat der Anfall aufgehört.

Damit geht unsere Geschichte jetzt auch weiter. Was ich aber vorher noch sagen möchte, ist, dass Tim dabei nichts passiert. Das ist wichtig, weil immer noch viele Leute glauben, bei einem Anfall könnten Nervenzellen kaputtgehen. Das ist aber nur bei besonders schlimmen Anfällen so.

Um Tim braucht Ihr Euch deshalb keine Sorgen zu machen. Gleich ist er wieder wach.

**3** *(Seite 27)* Menschen, die epileptische Anfälle bekommen, wird sehr oft vieles verboten, weil die Ärzte oder die Eltern oder auch die Kranken selbst große Angst haben, dass sie sich bei einem Anfall verletzen könnten Das liegt daran, dass viele Epilepsiekranke dann nicht mehr tun können, was sie wollen, und genau wie Tim dann beispielsweise hinfallen.

Aber jetzt mal ehrlich – Ihr fallt doch auch schon mal ohne Anfall hin, und verletzen könnt Ihr Euch doch auch bei vielen anderen Sachen! Beispielsweise verletzen sich sehr viele Menschen im Straßenverkehr, und trotzdem fährt fast jeder mit dem Auto.

Was ich damit sagen möchte, ist, dass jeder sich sehr genau überlegen muss, welche Gefahren wirklich bestehen und wie sie vermeidbar sind. Dazu muss jeder das eine oder andere Risiko auch mal eingehen, um zu lernen, wie solche Anfallssituationen gut überstanden werden können.

Sonst kann ein Kind oder auch ein Erwachsener aus Angst vor den Anfällen ganz ängstlich und einsam werden und an vielem den Spaß verlieren. Und wenn Ihr den Spaß an vielen schönen Sachen verliert oder Ihr schöne und lustige Sachen einfach nicht mehr macht, nur weil irgendjemand gesagt hat, das könne vielleicht gefährlich sein, dann kann das sogar schlimmer sein als die Anfälle.

Deshalb mein Rat für diejenigen, die selbst Anfälle bekommen: Fragt viele Menschen, die sich mit der Krankheit gut auskennen, nach ihren Erfahrungen.

Je nachdem, was den Anfall auslöst und wie er abläuft, gibt es sehr viele und sehr unterschiedliche Möglichkeiten, sich vor Verletzungen zu schützen. Für Euch ist bestimmt auch etwas dabei, und Ihr werdet sehen, dass Ihr eigentlich doch (fast) alles machen könnt, woran Ihr Spaß habt. Manchmal braucht Ihr dazu nur die Hilfe Eurer Freunde.

Und wenn Ihr niemanden fragen könnt, dann merkt Euch: Ein bisschen mehr Mut tut oftmals gut!

**4** ***(Seite 32)*** Jetzt ist Tim was ganz Komisches passiert. Da wollte doch so ein Anfall kommen – Tim hatte das an dem komischen Gefühl gemerkt –, und dann hat er sich mit seinen Transformern gegen den Anfall gewehrt, und dann ist der Anfall in dem Augenblick wieder weggegangen, als Hoogan besiegt am Boden lag.

In Wirklichkeit hat natürlich Tim selbst den Anfall besiegt, und so was passiert nicht nur in der Geschichte, sondern auch in der wirklichen Wirklichkeit.

In dem Comic auf Seite 71 haben die einen Gehirnzellen die anderen gefragt, ob sie bei dem Anfall mitmachen. So etwas geschieht oft in Augenblicken, in denen Epilepsiekranke, weil sie sich beispielsweise erschöpft oder müde fühlen, besonders anfällig sind. In diesen Momenten haben die Gehirnzellen, die gerne Anfälle machen, die Möglichkeit, die anderen zum Mitmachen zu bewegen.

Sonst lassen sich die anderen Gehirnzellen nämlich nicht überreden, weil sie viel zu beschäftigt sind.

Wenn Tim sich jetzt gegen den Anfall wehrt, dann beschäftigt er sein Gehirn mit anderen Sachen, und weil dann seine Gehirnzellen arbeiten müssen, haben sie keine Zeit, bei dem Anfall mitzumachen. Das wird „Selbstkontrolle“ genannt. Ihr könnt es Euch so vorstellen:

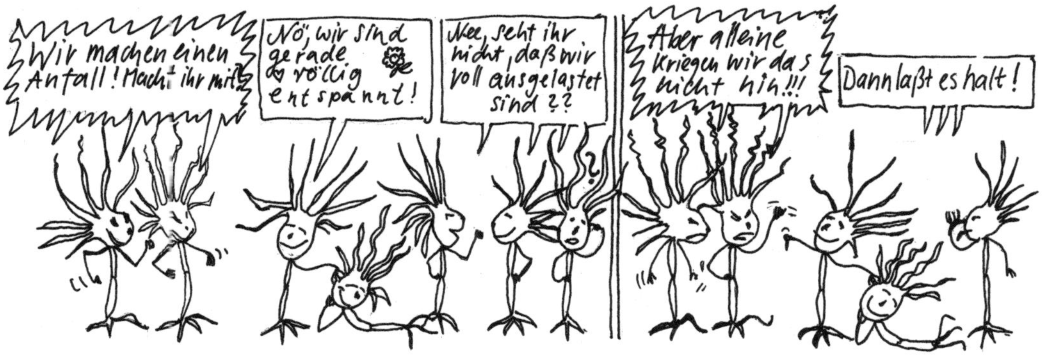
Wir machen einen Anfall! Macht ihr mit?
Nö, wir sind gerade völlig entspannt!
Nee, seht ihr nicht, daß wir voll ausgelastet sind??
Aber alleine kriegen wir das nicht hin!!!
Dann laßt es halt!

Wenn unter den Lesern des Buches Kinder oder Erwachsene sind, die so schon mal den einen oder anderen Anfall abgewehrt haben, dann sollten sie sich mal überlegen, was sie da gemacht haben. Vielleicht könnt Ihr das üben, so dass dieser Trick immer öfter und immer besser funktioniert.

Das ist gut, weil Ihr Euch so schon mal selbst helfen könnt und nicht jeden Anfall erdulden müsst. Allen, die meinen, damit gegen ihre Anfälle etwas ausrichten zu können, recht viel Erfolg!

**5** *(Seite 37)* Jede Ärztin oder jeder Arzt, die bzw. der sich mit Epilepsie gut auskennt, stellt so viele Fragen. Wer selbst Anfälle hat, wird das vielleicht aus eigener Erfahrung wissen.

Es ist sehr wichtig, dass Tim und sein Vater diese Fragen genau beantworten, erstens damit die Ärztin weiß, ob Tim wirklich eine Epilepsie hat, und zweitens, damit sie, wenn sie es für nötig hält, für ihn die Tabletten heraussuchen kann, die bei seiner Anfallsart am besten helfen.

Beides ist nicht leicht. Deshalb sollte man auch zu Ärzten gehen, die mit der Behandlung der verschiedenen Epilepsien Erfahrung haben.

**6** *(Seite 38)* Das findet Ihr jetzt vielleicht merkwürdig. Da hat Tim diese Anfälle und bekommt gar keine Tabletten. Dabei kriegt man doch oft schon bei einem Schnupfen irgendwelche Mittel, die einem helfen sollen.

Merkwürdig ist das aber gar nicht. Es gibt nämlich sehr viel mehr Menschen, die in ihrem Leben mal einen oder auch mehrere epileptische Anfälle bekommen, aber deshalb keine Tabletten brauchen. Das wird dann „Gelegenheitsanfall" genannt, und diese Gelegenheitsanfälle bekommen 5% aller Menschen. Wenn wir das jetzt mal für Berlin ausrechnen, dann wären das so ungefähr 200 000 Leute.

Epilepsiekrank ist man erst, wenn kurz hintereinander und über einen längeren Zeitraum mehrere Anfälle auftreten. Deshalb hat Tims Ärztin auch beschlossen, mit den Tabletten noch zu warten, weil sie hofft, dass Tim keine Anfälle mehr bekommt, wenn er durch die Krachzüge nicht mehr gestört wird.

Mal sehen, wie es weitergeht! Ich drücke Tim jedenfalls die Daumen, dass jetzt alles gut geht.

**7** *(Seite 42)* Für alle, die mal nach Berlin kommen und sich das Haus angucken wollen – es steht wirklich in der Thomasiusstraße in Moabit.

**8** *(Seite 55)* Das ist für Tim nicht leicht zu verstehen. Ich an seiner Stelle wäre da auch ziemlich traurig, weil er ja schließlich nichts dafür kann, dass er Anfälle bekommt. Aber was hier Tim mit Frau Kaufmann und seiner Lehrerin erlebt, geschieht gar nicht selten, denn die Anfälle sehen viel schlimmer aus, als sie wirklich sind, und deshalb haben viele Menschen große Angst vor so einem Anfall.

Da hilft nur, mit diesen „Angsthasen" zu sprechen und ihnen zu erklären, was bei einem Anfall passiert und wie sie Tim dabei helfen können. Wenn sie dann mit ihm mal den einen oder anderen Anfall durchgestanden haben, dann haben sie auch keine Angst mehr und rufen auch nicht jedes Mal den Krankenwagen.

Das ist genauso wie der Sprung ins kalte Wasser vom Dreimeterbrett. Beim ersten Mal hat man Angst, nicht wieder aufzutauchen. Wenn man dann einmal gesprungen ist und merkt, wie gut das klappt und wie einfach man wieder an die Wasseroberfläche kommt, dann ist das gar nicht mehr so aufregend.

Übrigens ist das für viele Epilepsiekranke ziemlich nervig, wenn sie nach einem Anfall immer wieder im Krankenhaus aufwachen und von da aus wieder nach Hause fahren müssen. Der Anfall hört in der Regel nach wenigen Minuten von alleine wieder auf, ohne dass etwas Besonderes getan werden muss. Ein Arzt muss wirklich nur dann helfen, wenn immer neue Anfälle kommen oder ein Anfall sehr lange (d. h. länger als sechs Minuten) andauert. Tim wäre also bisher immer ohne Arzt zurechtgekommen. Das habt Ihr sicher aber auch schon selbst gemerkt, oder?

**9** *(Seite 67)* Das ist sehr wichtig für alle Kinder, die Tabletten gegen Anfälle nehmen müssen. Eure Ärzte müssen wissen, was sich bei Euch verändert, wenn Ihr die Tabletten nehmt. Es gibt nämlich sehr viele unterschiedliche Tabletten, und für Euch soll ja schließlich das beste Medikament herausgefunden werden. Und das beste Medikament ist das, was Euch am besten vor den Anfällen schützt und von dem Ihr gleichzeitig am wenigsten merkt.

Um das zu finden, braucht Euer Doktor Eure Unterstützung, weil er nicht fühlen kann, was bei Euch anders wird. Ihr müsst allerdings manchmal auch ein bisschen Geduld haben, weil beispielsweise die Müdigkeit, die Ihr am Anfang wegen der Tabletten habt, nachher (ungefähr nach 6–12 Wochen, und für Kinder ist das oftmals eine kleine Ewigkeit) nachlässt, so wie bei Tim. Das wird Euch Eure Ärztin oder Euer Arzt aber bestimmt auch sagen.

**10** *(Seite 68)* Das stimmt! Unser Tim ist, was das angeht, wirklich ein Glückskind oder ein Musterpatient. Wenn Tabletten genommen werden, werden die Anfälle häufig seltener und sind nicht mehr so heftig, aber nur etwas mehr als die Hälfte aller Epilepsiekranken hat wirklich gar keine Anfälle mehr, so wie Tim.

Und weil unsere Geschichte jetzt gleich zu Ende ist, sollt Ihr noch erfahren, dass es vielen Kindern und auch vielen Erwachsenen mit Epilepsie nicht so gut ergeht wie unserem Tim. Vielleicht kennt Ihr ja ein Kind oder habt sogar einen Freund oder eine Freundin, die Anfälle bekommt. Wenn nicht, dann sind auf Eurer Schule bestimmt ein paar epilepsiekranke Mitschüler oder Schülerinnen, und Ihr wisst es gar nicht.

Daran und an der Geschichte von Tim könnt Ihr deshalb auch sehen, dass epilepsiekranke Kinder genauso sind wie alle anderen Kinder. Sie bekommen nur hin und wieder einen Anfall und sind traurig, wenn dann über sie gelacht wird oder wenn andere Kinder deshalb nicht mehr mit ihnen spielen. Das liegt oft daran, dass sich die anderen Kinder mit der Krankheit nicht auskennen und einen Schreck bekommen oder das komisch finden, wenn jemand einen Anfall hat.

Dass Epilepsie aber nicht komischer und auch nicht schlimmer ist als viele andere Krankheiten, wollte ich Euch mit dieser Geschichte erklären. Für Tim und für alle anderen Kinder und Erwachsenen mit Epilepsie – und davon gibt es, wie gesagt, sehr viele – wäre es jedenfalls schön, wenn alle, die diese Geschichte lesen oder vorlesen, das verstehen würden, ganz gleich, ob sie nun selbst Anfälle bekommen oder nicht.

## Der Autor

Gerd Heinen, 1963 in Mönchengladbach geboren, ist Vater zweier Kinder und lebt mit seiner Familie in Berlin. Von 1985 bis 1990 Studium der Psychologie am Psychologischen Institut der Freien Universität Berlin, danach Ausbildung zum Psychotherapeuten und Mitarbeit in einem Berlin-Forschungsprojekt („Selbstkontrolle bei Epilepsie"). Er arbeitet als Psychotherapeut vor allem mit epilepsiekranken Kindern, Jugendlichen und Erwachsenen.

## Der Zeichner

Michael Fink, 1967 in Grünstadt/Pfalz geboren, Vater einer Tochter, lebt ebenfalls in Berlin. Von 1987 bis 1995 Studium der Bildenden Kunst und Pädagogik an der HdK Berlin, zur Zeit Referendar an einer Berliner Grundschule und nebenher als Zeichner tätig.

# Epilepsie?

Wer **Anfälle** hat
sollte
***einfälle*** lesen

*einfälle* ist die Mitglieder-Zeitschrift der Deutschen Epilepsievereinigung und informiert Betroffene, Angehörige und Eltern anfallkranker Kinder.
*einfälle* hat feste Rubriken, wie zum Beispiel:

- Forschung
- Recht und Arbeit
- Eltern-Kinder-Schule
- Selbstkontrolle von Anfällen
- Epilepsiechirurgie
- Leben mit Epilepsie
- Alternative Therapien
- Freizeit-Bücher-Sport

Jedes Heft hat ein Schwerpunktthema, z.B. „Schule und Epilepsie".
Beiträge von Experten ergänzen die Erfahrungsberichte der Betroffenen. Auf diese Weise ist *einfälle* ein Forum für den Austausch zwischen Experten und Betroffenen. *einfälle* wird von Menschen mit Epilepsie und deren Angehörigen – meist Mitglieder von Selbsthilfegruppen – geschrieben und gestaltet. Die Redaktion arbeitet ehrenamtlich im Rahmen der Berliner Selbsthilfe von Anfallkranken.

*einfälle* wurde 1981 gegründet, erscheint 4 x im Jahr und hat in der Regel 44 Seiten. Bei Mitgliedern der Deutschen Epilepsievereinigung ist der Bezug der *einfälle* im Jahresbeitrag von 52,– enthalten. Zum gleichen Preis kann die Zeitschrift natürlich auch abonniert werden.

Zum Leserkreis von *einfälle* gehören neben Menschen mit Epilepsie und deren Angehörigen auch Ärzte, Sozialarbeiter, Psychologen, Rehabilitationsfachleute und viele andere.

Deutsche Epilepsievereinigung e.V. und Redaktion *einfälle*
Zillestraße 102,
D-10585 Berlin
Tel: 0049-30-3424414
Fax: 0049-30-3424466
info@epilepsie.sh
www.epilepsie.sh

Unterstützen Sie unsere Arbeit durch eine Spende auf das Konto:
Postbank Berlin, Epilepsie 2000 e.V., Sonderkonto „einfälle",
BLZ: 100 100 10, Kto: 445 421 103